Gezielt bewerben
für Gesundheitsberufe

Jeanette Breddemann
Ute Müller-Hesselbach

Gezielt bewerben

für Gesundheitsberufe

Berufsbilder, Ausbildungswege und Fortbildung

Arbeitsmarkt und Bewerbungsstrategien

FALKEN

In gleicher Ausstattung sind im FALKEN Verlag erschienen:
Christa Bruhn-Jade, Gezielt bewerben für Sekretariat und Assistenz (2106)
Thomas Rauschenbach/Michael Galuske, Gezielt bewerben für Sozial- und Erziehungsberufe (2167)
Überall erhältlich, wo es Bücher gibt.

Sie finden uns im Internet: http://www.falken.de

Dieses Buch wurde auf chlorfrei gebleichtem und säurefreiem Papier gedruckt.

Der Text dieses Buches entspricht den Regeln der neuen deutschen Rechtschreibung.

ISBN 3 8068 2164 X

Umschlaggestaltung: Rincón² Design & Produktion GmbH, Köln
Titelbild: VCL/BAVARIA, Gauting
Layout: Horst Bachmann
Redaktion: Dr. Dietrich Voorgang, Heidenrod
Koordination: Dr. Werner Brand
Herstellung: Albert Brühl

Die Ratschläge in diesem Buch sind von den Autorinnen und vom Verlag sorgfältig erwogen und geprüft, dennoch kann eine Garantie nicht übernommen werden. Eine Haftung der Autorinnen bzw. des Verlags und seiner Beauftragten für Personen-, Sach- und Vermögensschäden ist ausgeschlossen.

Satz: Grunewald GmbH, Kassel
Gesamtkonzeption: FALKEN Verlag, D-65527 Niedernhausen/Ts.

817 2635 4453 6271

Inhalt

Vorwort

Dieses Buch richtet sich an Schulabgänger, die sich für einen Beruf im Gesundheitswesen interessieren, aber auch an Personen, die eventuell nach einer Berufspause eine neue Stelle suchen oder sich weiterbilden wollen.

Die Gesundheitsfachberufe, die ein Hochschulstudium voraussetzen wie z. B. Medizin, bleiben aus Platzgründen unberücksichtigt, ebenso Berufe, die eher einen mittelbaren Beitrag zum Gesundheitswesen leisten, wie Krankenversicherungskauffrau und Arztsekretärin.

Im Text dominieren die weiblichen Berufsbezeichnungen, weil in vielen dieser Berufe hauptsächlich Frauen arbeiten. Männliche Interessenten sind von uns selbstverständlich mit angesprochen.

Die wichtigsten Gesundheitsfachberufe

Der Gesundheitsmarkt wächst und es gibt immer mehr Gesundheitsberufe. Trotz Sparmaßnahmen und Streichen von Krankenkassenleistungen entstehen neue Berufsfelder und Berufsbilder. In den letzten Jahren sind vielfältige Einsatzgebiete in der häuslichen Pflege entstanden. Pflegekräften, die gerne selbstständig und unabhängig arbeiten, bieten sich damit neue Berufsdimensionen. Auch die Weiterentwicklung in der Medizin und Medizintechnik schafft mit zunehmender Spezialisierung neue Berufe. Schließlich hat die Umsetzung der Erkenntnis, dass Vorbeugen besser ist als Heilen, neue Berufe entstehen lassen, z. B. den Motologen, der Schulen und Kinderbetreuungseinrichtungen unterstützt um die Bewegungsarmut der Kinder auszugleichen und die Beeinträchtigung der körperlichen und geistigen Gesundheit zu verhindern.

Neue Berufe

Die Berufe im Gesundheitswesen haben also Zukunft. Außerdem haben Sie gute Chancen selbstständig und unabhängig zu arbeiten, wenn Sie sich niederlassen.

Vorteile

Sie müssen sich aber auch klar machen, dass Sie einen Beruf wählen, in dem Sie sehr engen körperlichen Kontakt mit anderen Menschen haben – mit Menschen, die oft aus einem ganz anderen sozialen Umfeld kommen als Sie und die einen ganz anderen Lebens- und Hygienestil haben als Sie. In der häuslichen Pflege sind Sie auf sich allein gestellt und mit Problemen konfrontiert, die normalerweise in die ureigenste Privatsphäre gehören. Der berufliche Alltag erfordert Grenzen der Distanz zu überschreiten. Sie sind mit menschlichen Exkrementen konfrontiert, die normalerweise Ekel auslösen, und Sie haben mit vereinsamten, leidenden und sterbenden Menschen zu tun. Die körperliche und psychische Belastung in den Gesundheitsberufen, besonders in den Pflegeberufen, ist enorm hoch und führt nicht selten zum „Burn-out-Syndrom“, dem Ausgebranntsein, das seinerseits behandlungsbedürftig ist.

Nachteile

UNSER TIPP Machen Sie vor der endgültigen Entscheidung für einen Gesundheitsberuf ein Praktikum. Dabei können Sie feststellen, wie viel körperliche Nähe und psychische Belastung Sie aushalten.

Ausbildung

Die Ausbildung in fast allen Gesundheitsfachberufen richtet sich nicht nach dem Berufsbildungsgesetz im dualen System (Theorie in der Berufsschule und Praxis bei einem Meister). Gesundheitsfachberufe zählen zu den so genannten Hebammen- und Heilhilfsberufen. Die Ausbildung findet überwiegend in Berufsfachschulen und Fachschulen statt. Teilweise müssen Sie Schulgeld bezahlen. Die Praxiserfahrung wird parallel in Praktika oder im Anschluss an die Ausbildung in einem Anerkennungsjahr erworben.

Umschulung

Wird eine Umschulung vom Arbeitsamt genehmigt (die Ausbildung darf zumeist nicht länger als zwei Jahre dauern), werden die Schulkosten erstattet und ein Übergangsgeld in Abhängigkeit vom letzten Einkommen gezahlt. Für staatlich anerkannte Fachschulen kann Bundesausbildungsförderung (BAföG) beantragt werden.

Eine Ausnahme sind die Kranken- und Kinderkrankenpflege, die Krankenpflegehilfe, die Hebammen und mittlerweile auch weitgehend die Altenpflege. Hier wird wie im dualen System ein Ausbildungsvertrag geschlossen und eine Ausbildungsvergütung gezahlt. Die Schülerinnen und Schüler werden wie Auszubildende als Arbeitskräfte eingesetzt.

Pflegeberufe

Kranken- und Kinderkrankenpflege

Aufgaben

Eine Krankenschwester betreut erwachsene Patienten, wenn diese durch eine Krankheit, Operation oder diagnostische Maßnahmen auf Hilfe angewiesen sind. In akuten Situationen überwacht sie den Zustand des Patienten. Sie achtet auf Kreislauf, Atmung, Schmerzreaktionen, das Bewusstsein des Patienten, seine Bewegungsfähigkeit und vieles mehr. Bei Veränderungen informiert sie die zuständigen Mediziner und legt mit ihnen gemeinsam Maßnahmen fest.

Sie unterstützt den Patienten dabei, seine körperliche Unversehrtheit und sein körperliches und psychisches Wohlbefinden zu erhalten oder wiederzuerlangen. Manchmal ist nur für kurze Zeit und wenige Bereiche Hilfe erforderlich; beispielsweise muss eine Wunde versorgt werden oder der Patient muss für kurze Zeit gewaschen werden. In anderen Fällen müssen alle „Aktivitäten des täglichen Lebens“ wie Waschen, Ernähren, Ausscheiden, Bewegen usw. für den Patienten übernommen werden.

Verwaltungsaufgaben

Administrative Tätigkeiten nehmen in der täglichen Arbeit von Krankenschwestern einen großen Raum ein. In nur wenigen Krankenhäusern werden diese Arbeiten durch Stationssekretärinnen übernommen. Krankenschwestern nehmen an den Visiten teil und verwalten die Krankenakten. Sie vereinbaren die notwendigen Transporte und Termine mit den verschiedenen diagnostischen Abteilungen. Das Richten von Medikamenten, Spritzen und Infusionen gehört ebenso zu ihren Aufgaben wie die Verwaltung der Sachmittelbestände (Wäsche, Medikamente, Pflegeutensilien und Formulare). Krankenschwestern sind zumeist die ersten Ansprechpartnerinnen, wenn Angehörige sich nach Patienten erkundigen.

Krankenschwestern überschauen als Einzige im Gesundheitswesen alle den Patienten betreffenden Maßnahmen und Anordnungen. Das Bemühen um möglichst geringe Belastung der Patienten setzt in großem Umfang Teamgeist und Kooperationsfähigkeit voraus.

Kinderkrankenschwester

Die Tätigkeiten und Verantwortlichkeiten von Kinderkrankenschwestern sind mit denen von Krankenschwestern identisch, die Patienten sind Kinder.

Die meisten Kinder werden in Krankenhäusern von ihren Müttern oder Vätern begleitet, die oft sogar über Nacht bleiben. Für die Kinderkrankenschwestern bedeutet das, dass sie bei ihrer Arbeit am Patienten Kind die Eltern immer mit einbeziehen müssen. Es erfordert viel Einfühlungsvermögen zu wissen, wann vielleicht einmal eine überbesorgte Mutter besser vor der Tür wartet, bis eine bestimmte Maßnahme durchgeführt ist, oder wann es für das Kind wichtig ist, dass die Mutter auf jeden Fall dabeibleibt.

Die Übernahme der Körperpflege ist bei Kindern etwas leichter, da sie im Durchschnitt trotz Krankheit beweglicher bleiben. Die mit manchen Tätigkeiten verbundenen Ekelgefühle spielen ebenfalls keine so große Rolle, da das Einnässen und Einkoten bei Kindern als normaler empfunden wird.

Einsatzgebiete

Kranken- und Kinderkrankenschwestern arbeiten vor allem in Krankenhäusern, Rehabilitations- und Kurkliniken, Arztpraxen und ambulanten Diensten, aber auch in Gesundheitsämtern, Hospizen, Heimen, beim Blutspendedienst, in medizinischen Forschungsabteilungen und Betrieben.

Krankenhäuser bieten vielfältige Einsatzgebiete, etwa die innere Abteilung, verschiedene chirurgische Abteilungen, Hautabteilung, Hals-Nasen-Ohren-Abteilung, Psychiatrie usw. In manchen diagnostischen Abteilungen, z. B. in der Endoskopie, können Krankenschwestern ohne Zusatzausbildung arbeiten.

Vergütung

Nach der Ausbildung erhalten Pflegekräfte Kr. IV. In Leitungspositionen können sie Kr. VII bis Kr. XIII erhalten.

Krankenpflegehilfe

Aufgaben

Krankenpflegehelferinnen und -helfer pflegen Patienten unter Aufsicht von Krankenschwestern. Mit ihrer Tätigkeit unterstützen sie die Krankenschwestern bei der Körperpflege, Lagerung, Mobilisation und Ernährung des Patienten. Sie räumen die Zimmer nach der Entlassung von Patienten auf und richten alles für Neuaufnahmen. Zu ihren Aufgaben gehört es auch, Pflegeutensilien und Geräte zu reinigen und zu desinfinzieren sowie den Arbeitsraum und die Wäschewagen in Ordnung zu halten.

Vergütung

Krankenpflegehelferinnen und -helfer arbeiten in Krankenhäusern, Reha- und Kurkliniken sowie bei ambulanten Diensten. Sie erhalten Kr. III und können bis Kr. IV aufsteigen.

PRAXISBERICHT

Gespräch mit einer 45-jährigen Krankenschwester, die auf einer Station für innere Medizin arbeitet

Frage: Was gefällt Ihnen an Ihrem Beruf?

Antwort: Ich habe als junges Mädchen, organisiert durch die katholische Jugendarbeit, regelmäßig Sonntagsdienst im Krankenhaus gemacht. Mir gefiel, wie dankbar meine Hilfe angenommen wurde, und ich fühlte mich sehr nützlich und wichtig. Ausgehend von dieser Erfahrung erkundigte ich mich nach der Ausbildung für Krankenschwestern. Für meine Entscheidung diesen Beruf zu lernen war mit ausschlaggebend, dass ich mich mit der Ausbildungsvergütung selbst versorgen konnte und von meinen Eltern unabhängig war. Im Vergleich zu den meisten meiner Mitschülerinnen, die damals auf Anraten ihrer Eltern („du heiratest ja doch") einen Anlernberuf ergriffen haben, verdiene ich relativ gut. Auch den Wechsel der Arbeitsaufgaben und der Arbeitsstelle in meinem Beruf empfinde ich positiv. Die unregelmäßigen Arbeitszeiten und die zunehmende Möglichkeit in Teilzeit zu arbeiten, ermöglichten es mir, auch nach den Kindern weiter beschäftigt zu bleiben.

Frage: Was finden Sie an Ihrem Beruf schwierig?

Probleme

Antwort: Ich fand es sehr schwierig als Stationsschwester zu arbeiten. Ich habe deshalb lieber auf eine etwas höhere Gehaltsgruppe verzichtet als mich weiter zwischen den verschiedenen Ansprüchen und Anforderungen der unterschiedlichen Personen aufreiben zu lassen. Ich arbeite jetzt auf einer anderen Station als ganz normales Teammitglied und dabei geht es mir wesentlich besser. In den Krankenhäusern haben leider immer noch die Mediziner das Sagen. Wir werden immer noch als Heilhilfskräfte angesehen, die die Weisungen anderer ausführen. Zum Glück bessert sich das seit einiger Zeit. Ich lese in den Fachzeitschriften immer wieder von Häusern, wo neue Konzepte umgesetzt werden. Wenn ich bedenke, wie lange die Diskussionen um die Verbesserung der Stellung der Pflege und die Umsetzung neuer Konzepte schon geführt werden, verliere ich allerdings allmählich die Geduld.

Frage: Wie sieht Ihr Tagesablauf aus?

Tagesablauf

Antwort: Am besten beschreibe ich einen Frühdienst. Das ist die unruhigste Zeit des Tages, weil alles gleichzeitig stattfindet. Leider sind die Arbeitszeiten der anderen Mitarbeiter total festgelegt, sodass wir bei unserer Arbeit auf alle anderen Rücksicht nehmen müssen. Dies ist für die Patienten oft unangenehm, da sie häufig in einem kurzen Zeitabschnitt von Termin zu Termin gehetzt werden und den Rest des Tages dann ihrer Meinung nach völlig ungenutzt verbringen. Häufig versäumen sie auch für sie wichtige Termine, beispielsweise die Krankengymnastik, weil

sie in derselben Zeit vielleicht einen Röntgentermin haben.
Die Arbeit in unserem Haus ist noch funktional organisiert. Das bedeutet, dass immer eine oder mehrere Personen für eine bestimmte Aufgabe zuständig sind und für die nächste Tätigkeit kommt dann eine andere Schwester. In einigen Krankenhäusern wird das schon anders gehandhabt, dort gibt es so genannte Zimmerpflege. Dabei sind zwei Personen in mehreren Zimmern für alles zuständig.

Zimmerpflege

Wir kommen morgens um 6 Uhr zum Dienst und dann ist erst einmal „Übergabezeit". Die Nachtwache berichtet über wichtige Vorkommnisse der Nacht und vom vergangenen Nachmittag. Danach gehen wir in zwei Gruppen auf die Station, machen die Betten, leeren die Urinflaschen und Katheter. Die anderen Kolleginnen waschen die ersten Patienten, vor allem die, die schon bald einen Termin außerhalb der Station haben.
Gegen 8 Uhr kommen die Essenswagen auf die Station und wir verteilen das Frühstück. Für einige Patientinnen und Patienten müssen wir die Brote richten, andere müssen gefüttert werden und manchmal haben wir Patientinnen und Patienten, die Nahrung über eine Sonde bekommen.
Gegen 9 Uhr geht eine Gruppe des Personals zum Frühstück und die anderen bereiten Blutentnahmen, Spritzen und Infusionen vor oder begleiten die Patienten zu Untersuchungen. Danach beginnen die Ersten mit einem „Verordnungswagen" durch die Station zu gehen. Sie nehmen Einreibungen vor, legen Verbände an, messen Blutdruck und Puls und lagern die Patienten, die sich selbst nicht gut bewegen können. Bei diesen Tätigkeiten werden wir häufig unterbrochen, wenn wir jemanden vom Röntgen holen oder uns um eine „Neuaufnahme" kümmern müssen. Das macht die Arbeit manchmal sehr hektisch.
Eine Schwester geht bei der ärztlichen Visite mit und kümmert sich hinterher um die nötigen Veränderungen. Sie sitzt für diese Arbeit im Stationszimmer, wo auch das Telefon steht. Das bedeutet, dass sie ihre Arbeit ständig unterbrechen muss, weil sie das Telefon bedienen muss oder weil Kollegen vom Labor oder der Krankengymnastik etwas von ihr wissen wollen. Dabei können sich dann leicht Übertragungsfehler einschleichen oder es kann etwas vergessen werden.

Häufig sind wir noch mitten in der Arbeit, wenn schon das Mittagessen auf die Station kommt und wir schon wieder Essen austeilen müssen. Dazwischen sind immer wieder besondere Wünsche der Patientinnen und Patienten zu erfüllen. Jemand braucht die Bettpfanne oder muss zur Toilette begleitet werden, wir müssen nach den Infusionen schauen, etwas gegen Schmerzen verabreichen und vieles mehr. Bei der Arbeit muss auf so vieles geachtet werden, dass ich bei Dienstschluss gegen 14 Uhr oft sehr ausgelaugt bin und zu Hause eigentlich Ruhe brauchte um mich zu erholen. Dies lassen die Kinder leider nur selten zu.
Im Spätdienst geht es mir etwas besser, weil ich morgens Zeit für mich habe, wenn alle aus dem Haus sind. Mein Mann kommt an diesen Tagen früh nach Hause und kümmert sich um alles. Ich kann erst gegen 21 Uhr zurück sein.

Altenpflege

Ein noch junger Beruf, der in den letzten Jahren immer wichtiger geworden ist und dessen Bedarf in den nächsten Jahren noch steigen wird, ist die Altenpflege. Die Haupttätigkeit besteht in der Pflege und Betreuung von pflegebedürftigen alten Menschen in Altenpflegeheimen. Durch die Pflegeversicherung, die seit 1993 die ambulante Pflege zu Hause fördert, ergeben sich neue Arbeitsbereiche, die eigenverantwortliches und unabhängiges Arbeiten ermöglichen und Beratung und Begleitung der Pflegebedürftigen und ihrer Angehörigen erfordern.

Aufgaben

Anders als in einem Krankenhaus betreuen Altenpflegerinnen und -pfleger Menschen in ihrer Wohnumgebung. Das Alten- und Pflegeheim ist kein vorübergehender krankheitsbedingter Aufenthaltsort, sondern Wohn- und Lebensort der Bewohnerinnen und Bewohner. Daher haben psychosoziale und sozialpflegerische Aspekte in der Altenpflege eine besondere Bedeutung: Die Gestaltung des Alltags, das Organisieren von Festen und Ausflügen oder sogar die Betreuung bei Urlauben sind neben der eigentlichen Pflege von zentraler Bedeutung. In Altenpflegeheimen besteht kein fester ärztlicher Dienst. Ärzte werden nur bei Bedarf hinzugezogen. Bei Krankheiten, die eine stationäre Unterbringung erfordern, werden die Bewohner ins Krankenhaus eingewiesen.

Psychosoziale Aspekte

Einsatzgebiete Altenpflegerinnen und -pfleger arbeiten in Altenheimen, Altenwohnanlagen, in geriatrischen Tages- und Rehabilitationskliniken, außerdem in der ambulanten Pflege und in Altenbegegnungsstätten.

Ausbildung Für die Ausbildung und Prüfung in der Altenpflege besteht keine bundeseinheitliche Regelung. Jedes Bundesland hat seine eigenen Prüfungsbestimmungen und auch von Schule zu Schule gibt es unterschiedliche Zugangsvoraussetzungen und Ausbildungsinhalte. Einige Schulen erwarten ein vorheriges Praktikum. Viele Schulen bieten eine berufsbegleitende Ausbildung an, entweder in Blockwochen oder in Abendkursen. In einigen Bundesländern gibt es seit wenigen Jahren eine Ausbildungsvergütung, in anderen Bundesländern müssen die Auszubildenden Schulgeld bezahlen.

Da die Altenpflege sich erst spät aus einem Hilfsberuf zu einem Ausbildungsberuf entwickelt hat, der in den meisten Bundesländern lediglich eine zweijährige Ausbildung erfordert, werden leitende Positionen in den Altenheimen und Altenpflegeschulen meist mit Krankenpflegekräften oder Sozialpädagogen besetzt. Die Altenpflege ist also noch stärker als andere Gesundheitsberufe ein „Sackgassenberuf". Veränderungen sind jedoch abzusehen. Die Altenpflegeausbildung soll dreijährig gestaltet werden. Die Voraussetzungen für Weiterbildungen sollen denen der Krankenpflege angeglichen werden.

Vergütung Die Gehälter entsprechen – mit Abweichungen aufgrund von Haustarifen in privaten Altenheimen – denen der Krankenpflege.

Haus- und Familienpflege

Aufgaben Familienpflegerinnen übernehmen die Betreuung von Familien, wenn Mütter durch Wochenbett oder Krankheit die Versorgung nicht leisten können. Sie kommen zumeist schon morgens und bereiten den Kindern vor der Schule das Frühstück. Sie bringen Kleinkinder in den Kindergarten, bereiten die Mahlzeiten zu, putzen, waschen und versorgen Haustiere und Pflanzen. Mögliche Aufgaben sind weiter die Beaufsichtigung der Hausaufgaben, Beschäftigung mit den Kindern sowie die Übernahme der Pflege von pflegebedürftigen Angehörigen, die mit im Haushalt leben. Der Arbeitstag von Familienpflegerinnen ist meist lang, da sie vor allem bei kleinen Kindern und Pflegefällen auf die Ablösung durch den Vater der Kinder oder andere Angehörige warten müssen. Diese Arbeit in Familien ist in den letzten Jahren immer mehr zurückgegangen. Ein größerer Schwerpunkt der Arbeit besteht heute in der Betreuung allein stehender Personen, die durch Krankheit kurzfristig ihren Haushalt nicht selbst versorgen können, aber keines Krankenhaus- oder Klinikaufenthaltes bedürfen.

Ausbildung

Die Zulassungsvoraussetzungen und Ausbildungsrichtlinien für die Haus- und Familienpflege sind uneinheitlich. Einzelheiten müssen bei den verschiedenen Schulen erfragt werden.

Dorfhelferin

Dem Berufsbild der Haus- und Familienpflegerin entspricht die Dorfhelferin. Von diesem Beruf sind Männer ausgeschlossen. Dorfhelferinnen sollen die Aufgabe der Bäuerin übernehmen, wenn diese aus den oben genannten Gründen ausfällt. An zusätzlichen Aufgaben können noch das Füttern von Kleinvieh und die Versorgung des Gemüsegartens hinzukommen. In manchen Fällen müssen sie administrative und organisatorische Aufgaben im bäuerlichen Betrieb übernehmen.

Vergütung

Die Gehälter sind grundsätzlich denen von Pflegekräften angeglichen, einige private Arbeitgeber bezahlen jedoch ein geringeres Entgelt.

Hebammen und Entbindungspfleger

Aufgaben

Hebammen und Entbindungspfleger betreuen die werdende Mutter während der Schwangerschaft, überwachen und unterstützen die Geburt, nabeln das Neugeborene ab und untersuchen es, unterstützen und beraten die Mutter bei der Pflege des Säuglings und beim Stillen.

In einer Klinik angestellte Hebammen betreuen die werdende Mutter von der Ankunft bis zur Geburt. Eine normal verlaufende Geburt liegt vollständig im Kompetenzbereich der Hebamme. Stellen sich während der Untersuchung allerdings Unregelmäßigkeiten ein, die auf eine Risikogeburt hinweisen könnten, zieht sie einen Arzt hinzu. Liegt schon bei Aufnahme in der Klinik ein Risikobefund vor, überwachen Arzt und Hebamme gemeinsam die Geburt.

Freiberufler

Freiberufliche Hebammen besuchen die Frauen zu Hause. Sie überwachen das Wachstum des ungeborenen Kindes und bereiten die Mutter auf die Geburt vor. Nach der Geburt, die in der Regel in einer Klinik stattfindet, besuchen sie Mutter und Kind täglich, beobachten das Neugeborene, unterstützen die Mutter beim Stillen und helfen den Eltern bei der Pflege. Untersuchung der Mutter, Kontrolle des Heilungsprozesses und Anleitung zur Rückbildungsgymnastik gehören ebenfalls zu ihren Aufgaben.

Freiberufliche Hebammen müssen zum Zeitpunkt des Geburtstermins bzw. eine angemessene Zeit davor rund um die Uhr zur Verfügung stehen. Die Hilfestellung bei der Geburt stellt oft körperliche Schwerstarbeit dar. Angesichts des hohen zeitlichen Aufwands und der geringen Möglichkeit die Freizeit zu planen ist die Bezahlung gering. Hebammen erhalten im öffentlichen Dienst im ersten Berufsjahr Kr. IV, im zweiten Jahr Kr. V. In Abteilungen, in denen ihnen fünf Mitarbeiter unterstellt sind, erhalten sie Kr. VI und bei zehn unterstellten Mitarbeitern Kr. VII. Leiten Hebammen eine Abteilung in einer Frauenklinik mit mindestens 300 Betten und einer angegliederten Hebammenlehranstalt, werden sie nach Kr. IX bezahlt.

Vergütung

PRAXISBERICHT

Interview mit einer Hebamme

Frage: Können Sie uns etwas über Ihre Ausbildung und Ihre Einstellung zu Ihrem Beruf erzählen?

Antwort: Ich habe meine Ausbildung von 1986 bis 1989 in einer Uniklinik gemacht. Die Ausbildung war sehr hart. Wir haben immer gesagt: Das ist der Härtetest des Lebens. Wenn wir das schaffen, schaffen wir alles. Es ging manchmal wirklich ziemlich ungerecht zu und ich glaube, jede Schülerin ist irgendwann in den drei Jahren heulend aus dem Kreißsaal gerannt. Es gehört ein eiserner Wille dazu, diese Zeit auch durchzustehen.

Die erste Stelle nach meinem Examen hatte ich in einem Krankenhaus in Wiesbaden. Dort war ich allerdings nur acht Monate. Zum Schluss habe ich auch 24-Stunden-Dienste gemacht. Das war sehr anstrengend. Deshalb habe ich diese Stelle auch wieder aufgegeben. Dann habe ich bis zur Lehrerinnenausbildung 1997 in einem Krankenhaus in Frankfurt gearbeitet, anfangs mit einer vollen Stelle, dann mit einer drei viertel Stelle. Nebenbei habe ich

Hausbesuche gemacht nach der Entbindung. Seit drei Jahren arbeite ich auch im Bereich der Rückbildungsgymnastik und Schwangerschafts-Vorsorgeuntersuchung.

Vorteile

Das Schöne an meinem Beruf ist das Arbeitsgebiet insgesamt. Man hat es immer nur mit gesunden jungen Frauen zu tun, die ein Baby bekommen, in der Regel ja auch ein gesundes Kind. Man hat eben wenig mit Leid, Krankheit und Trauer zu tun. Positiv finde ich auch, dass man immer auch freiberuflich arbeiten kann. Ich persönlich finde es sehr schwierig die Arbeit in der Klinik und das Familienleben miteinander zu vereinbaren, besonders bei Schichtdienst. Die freiberufliche Arbeit ist eine sehr gute Alternative, z. B. in der Schwangerenvorsorge, Rückbildungsgymnastik und Babymassage, Schwangerenschwimmen, Geburtsvorbereitungskurse, Nachsorge. Das Arbeitsfeld ist viel größer als beispielsweise das von Krankenschwestern.

Grundsätzlich ist es immer sehr schön – dieses Erlebnis der Geburt, den Beginn des Lebens immer wieder miterleben zu können. Andere Leute erleben das, wenn sie Glück haben, selbst ein- oder zweimal, vielleicht sind sie auch irgendwann einmal bei einer anderen Geburt dabei, aber niemand erlebt das so oft wie wir Hebammen.

Frage: Braucht eine Frau, die Hebamme werden will, besondere persönliche Voraussetzungen?

Voraussetzungen

Antwort: Sie muss den Beruf wirklich ausüben wollen. Das geht nicht als Job, dafür fordert die Tätigkeit viel zu viel. Man muss also wirklich mit Leib und Seele dabei sein. Besondere körperliche Voraussetzungen braucht man eigentlich nicht. Man hat mit gesunden jungen Frauen zu tun, man muss sie nicht heben, es sei denn bei einem Kaiserschnitt, aber das ist mit normalen durchschnittlichen Kräften durchaus zu schaffen. Psychisch muss man stabil sein um die negativen Dinge wie Fehlgeburten, Totgeburten und Behinderungen für sich selber verarbeiten zu können, aber auch die Frauen betreuen zu können.

Psychische Betreuung

Psychische Betreuung ist für die Frauen nicht nur in schweren Situationen wichtig, sondern auch bei den normalen „Kleinigkeiten": in den „Heultagen" am dritten bis fünften Tag nach der Entbindung oder bei Selbstzweifeln. Frauen nach dem Kaiserschnitt haben oft Versagensgedanken, weil sie nicht normal entbinden konnten. Damit muss man umgehen können. Und wenn man den kleinen Finger gibt, wollen viele Frauen nicht nur die ganze Hand, sondern auch den ganzen Arm nehmen. Man muss lernen sich zu distanzieren, für sich abzugrenzen und sich zu sagen: Ich bin Hebamme und kein Psychotherapeut.

Nachteile

Diese Grenze ziehen zu können finde ich besonders schwierig, ganz besonders in der freiberuflichen Tätigkeit. In der Klinik ist das weniger problematisch. Die Frauen sind da zu Geburten, nach zwei Stunden gehen sie auf die Station und im Prinzip habe ich dann nichts mehr mit ihnen zu tun. Aber zu Hause, in ihrer Umgebung sind die Frauen wesentlich offener, sie sind nicht in dieser Ausnahmesituation wie der Geburt. In diesem Bereich kommt sehr viel mehr auf mich zu. Das ist nicht nur auf die Hebammentätigkeit begrenzt. Ich habe mit der Schwiegermutter zu tun, mit dem trinkenden oder schlagenden Ehemann, dem Familienstreit oder auch mit Selbstfindungsstörungen der Frauen, die ihre Rolle als Mutter erst lernen müssen. Auch dabei Hilfestellung zu geben gehört nach meiner Überzeugung mit in den Hebammenbereich.

Ausbildungsvoraussetzungen und -inhalte

Die Inhalte der Ausbildung zu den genannten Pflegeberufen sind zu Beginn identisch. Vermittelt werden Kenntnisse bzw. Grundkenntnisse in Pflegetheorien, Anatomie und Physiologie, Hygiene, Mikrobiologie, Biologie, Soziologie, Psychologie, Pädagogik, fachbezogener Physik und Chemie, Gesetzes- und Staatsbürgerkunde, erster Hilfe, Krankheitslehre, Arzneimittellehre und Rehabilitation. Aufgrund der Betreuung verschiedener Patienten ergeben sich unterschiedliche Schwerpunkte (siehe die folgende Tabelle).

Zugangsvoraussetzungen

Die geforderte gesundheitliche Eignung zur Ausübung des Berufs wird zumeist durch einen Amtsarzt im Gesundheitsamt oder den hauseigenen Betriebsarzt festgestellt. Welche Krankheiten und Behinderungen die Eignung zur Ausübung des Berufs einschränken, wird nicht immer einheitlich beurteilt. Nach dem Krankenpflegegesetz kann die Zulassung zum Beruf „wegen eines körperlichen Gebrechens, wegen Schwäche seiner geistigen und körperlichen Kräfte oder wegen einer Sucht“ verweigert werden. Auch die Formulierungen der Kriterien für die gesundheitliche Eignung für andere Gesundheitsfachberufe lassen unterschiedliche Interpretationen zu. Das Höchstalter, bis zu dem eine Ausbildung begonnen werden kann, variiert. Manche Schulen nehmen noch Bewerberinnen und Bewerber bis zum 50. Lebensjahr auf.

Höchstalter

Übersicht über die Ausbildungsregelungen in den Pflegeberufen

	1. Krankenpflege	2. Kinderkrankenpflege	3. Krankenpflegehilfe	4. Altenpflege	5. Hebamme	6. Haus- und Familienpflege
Zugangsvoraussetzungen	Realschulabschluss oder Hauptschulabschluss und Pflegevorschule, Hauptschulabschluss und Berufsausbildung, gesundheitliche Eignung, Führungszeugnis	Realschulabschluss, oder Hauptschulabschluss und Pflegevorschule, Hauptschulabschluss und Berufsausbildung, gesundheitliche Eignung, Führungszeugnis	Hauptschulabschluss	keine bundeseinheitliche Regelung; in den meisten Bundesländern: Realschulabschluss oder Hauptschulabschluss und Pflegevorschule, Hauptschulabschluss und Berufsausbildung, gesundheitliche Eignung, Führungszeugnis	Realschulabschluss oder Hauptschulabschluss und Berufsausbildung, gesundheitliche Eignung, Führungszeugnis	Hauptschulabschluss und zwei Jahre Berufserfahrung
Mindestalter	17 Jahre	17 Jahre	17 Jahre	keine bundeseinheitliche Regelung, zumeist 17 Jahre	manche Schulen 18 Jahre, manche Schulen geben ein Höchstalter an	18 Jahre
Anrechnungen, Verkürzungen	Krankenpflegehilfe: um 6 Monate Hebamme: um 12 Monate Kinderkrankenpflege: um 18 Monate	Krankenpflegehilfe: um 6 Monate Hebamme: um 12 Monate Krankenpflege: um 18 Monate	entfällt	keine bundeseinheitliche Regelung, zumeist wird auf Antrag bei jeglicher Ausbildung in einem Gesundheitsfachberuf die Ausbildung verkürzt	Kranken- und Kinderkrankenpflege: 12 Monate	entfällt

Übersicht über die Ausbildungsregelungen in den Pflegeberufen (Fortsetzung)

	1. Krankenpflege	**2. Kinderkrankenpflege**	**3. Krankenpflegehilfe**	**4. Altenpflege**	**5. Hebamme**	**6. Haus- und Familienpflege**
Ausbildung	Vollzeitform 3 Jahre Theorie: 1600 Stunden Praxis: 3000 Stunden	Vollzeitform 3 Jahre Theorie: 1600 Stunden Praxis: 3000 Stunden	Vollzeitform 1 Jahr Theorie: 500 Stunden Praxis: 1100 Stunden	Vollzeitform 2 Jahre und Vollzeitform 3 Jahre; auch berufsbegleitend	Vollzeitform 3 Jahre	Vollzeitform 2 Jahre
Schwerpunkte	Krankenpflege bei Erwachsenen, Krankheitslehre bei Erwachsenen	Krankenpflege bei Kindern, Krankheitslehre bei Kindern	Grundkenntnisse der Ausbildungsinhalte wie oben genannt	Gerontologie, Desorientiertentherapie, Milieugestaltung, Freizeitgestaltung	Hebammentätigkeit, Geburtshilfe, Schwangerenbetreuung, Neugeborenen- und Säuglingspflege	Grundkenntnisse in der Pflege, Hauswirtschaft
gesetzliche Grundlage	Krankenpflegegesetz	Krankenpflegegesetz	Krankenpflegegesetz	Länderregelungen	Gesetz über den Beruf der Hebamme und des Entbindungspflegers	Länderregelungen

Gesundheitsfachberufe in der Primärversorgung

Arzt- und Zahnarzthelferinnen und -helfer

Aufgaben

Die Arzthelferin (früher: Sprechstundenhilfe) übt einen klassischen Assistenzberuf aus. Sie unterstützt den Arzt bei Untersuchungen, vereinbart mit Patienten Termine, führt die Patientenkartei und erledigt die in einer Arztpraxis anfallenden Büro-, Verwaltungs- und Abrechnungsarbeiten. Sie schreibt Patientenberichte nach Diktat, überwacht die Vorlage der Patientenchipkarte oder den Eingang von Honoraren, führt den Schriftverkehr mit Patienten, Behörden und Versicherungsträgern.

Zu ihren Aufgaben gehört weiter die Vorbereitung der Untersuchungsräume sowie die Vorbereitung der Patienten. Die Arzthelferin wiegt die Patienten, misst den Blutdruck und legt Instrumente, Hilfsmittel und Spritzen bereit. Sie assistiert bei Behandlung und Eingriffen, führt kleinere Laborarbeiten durch oder bereitet die Materialien für die externen Labors vor. Schließlich sind die Behandlungsplätze und Geräte den hygienischen Bestimmungen entsprechend zu reinigen.

Spezialisierung

Entsprechend der Spezialisierung in der Medizin bestehen auch für Arzthelferinnen vielfältige Spezialisierungsmöglichkeiten. Je nach Facharztpraxis führen sie Sehtests, Augendruckmessungen und Hörtests durch und überprüfen den Gleichgewichtssinn.

Einsatzgebiete

Je nach Größe und Spezialisierung der Arztpraxis arbeiten Arzthelferinnen allein oder im Team. Auch in Krankenhäusern, Gesundheitsämtern, in der pharmazeutischen Industrie und im werksärztlichen Dienst sind Arzthelferinnen beschäftigt.

Arbeitszeit

Der Arbeitstag ist oft sehr lang. Oft sind spät nach der offiziellen Sprechstundenzeit noch nicht alle Patienten behandelt. Zahlreiche Aufgaben können erst erledigt werden, nachdem die letzten Patienten gegangen sind. Der Dienst beginnt wegen der Vorbereitungen weit vor der Sprechstunde. Routinemäßige Labortätigkeiten und Behandlungen von Dauerpatienten werden häufig in die Zeit vor der offiziellen Sprechstunde gelegt. Wenn der Arzt seine Sprechstunde beginnt, hat die Arzthelferin schon ein, manchmal zwei Arbeitsstunden hinter sich.

Belastungen

Der Arbeitsalltag einer Arzthelferin erfordert viel Ausdauer und Durchhaltevermögen. Oft sind die Wartezimmer überfüllt und Notfallpatienten kommen dazwischen. In der Hektik den Durchblick zu bewahren, keine Abrechnungsfehler zu machen und gleichzeitig gegenüber den Patienten immer freundlich und entgegenkommend zu sein ist wahrlich nicht einfach. Für viele Patienten ist die Arzthelferin eine wichtige Ansprechpartnerin. Wenn die Kommunikation zwischen Arzt und Patient nicht optimal verläuft, wenden sich die Patienten an die Arzthelferin. Häufig wird von ihnen „Übersetzunghilfe“ für medizinische Fachbegriffe erwartet und nicht selten fallen Patienten wichtige Fragen oder Nachfragen erst ein, wenn sie das Sprechzimmer des Arztes wieder verlassen haben.

Ein weiteres belastendes Moment wird durch verschiedene medizinsoziologische Untersuchungen belegt. Danach treten viele Fachärzte im Umgang mit Patienten und Personal überheblich, wenn nicht gar verletzend auf.

Die Qualifikation für die selbstständige Durchführung von Röntgen- und Labortätigkeiten kann in einer zweiwöchigen Zusatzausbildung erworben werden. Viele Ärzte erwarten diese Zusatzqualifikationen.

Zahnarzthelferin

Die Zahnarzthelferin unterstützt den Zahnarzt. Neben den bereits genannten Verwaltungstätigkeiten und der Patientenbetreuung gehört es zu ihren Aufgaben dem Zahnarzt bei seiner Behandlung zu assistieren, insbesondere Wasser und Speichel abzusaugen, Instrumente und Material zu reichen und Wundränder auszutupfen. Weiter leitet sie die Patienten zur Prophylaxe und Zahnprothesenpflege an. In gewerblichen Dentallabors führen Zahnarzthelferinnen zahntechnische Laborarbeiten durch. Weitere Einsatzgebiete bestehen in den Praxen von Kieferorthopäden, Mund-, Kiefer- und Gesichtschirurgen, in Zahn-, Mund- und Kieferkliniken sowie in Forschungsabteilungen der pharmazeutischen und zahnkosmetischen Industrie.

Ausbildung

Im Gegensatz zu den meisten anderen Gesundheitsberufen ist der Beruf der Arzthelferin ein „normaler" Ausbildungsberuf im dualen System: Die dreijährige Ausbildung findet im Betrieb, meist in der Arztpraxis statt und wird durch Berufsschulunterricht begleitet. Voraussetzung ist der Hauptschulabschluss.

Vergütung

Arbeitszeit und Vergütung sind in Tarifverträgen geregelt. Im Gehaltstarifvertrag sind die Vergütungen nach Berufsjahren und Qualifikation (Tätigkeitsgruppen) gestaffelt. Die Tarifverträge sind jedoch nicht allgemein verbindlich, sondern stellen Orientierungsnormen dar, deren Anwendung im Arbeitsvertrag vereinbart werden sollte.

PRAXISBERICHT

Interview mit einer Arzthelferin

Frage: Können Sie uns etwas über Ihren beruflichen Alltag erzählen?

Antwort: Ich arbeite in einer urologischen Arztpraxis. Mein Arbeitstag beginnt um 7.45 Uhr. Zunächst muss das Röntgengerät betriebsbereit gemacht werden. Während die Anmeldung schon läuft und erste Patienten angenommen werden, muss Blut abgenommen werden und Urinproben müssen zum Labor gebracht werden. Wenn Operationen anstehen, finden sie noch vor der Sprechstunde statt. Unsere Aufgabe besteht darin, die Patienten vorzubereiten, Beruhigungsmittel zu spritzen und bei der Operation zu assistieren. Vor der Sprechstunde müssen folgende Räume hergerichtet und mit den entsprechenden Instrumenten ausgestattet sein: das Sprechzimmer, in dem die Gespräche stattfinden, aber auch Spritzen gegeben werden, die Endoskopie, in der Katheterurinabnahmen, Blasenuntersuchungen, Gewebsprobenentnahmen und Strahlmessungen durchgeführt werden, der Ultraschallraum, in dem Katheterwechsel und Harnröhrenuntersuchungen durchgeführt werden.

Hauptaufgaben

Mein Aufgabengebiet ist vorrangig das Röntgen. Ich bereite Blutabnahme und Kontrastmittelinfusionen vor und und führe die Röntgenanamnese durch. Die Röntgenuntersuchungen, die ich selbstständig durchführe, dauern etwa 30 Minuten. Da ich jede Aufnahme meinem Chef zeigen muss und ich nicht immer sofort ins Sprechzimmer kann, unterstütze ich in der Zwischenzeit meine Kolleginnen bei anderen Tätigkeiten, z. B. beim Spritzen-Aufziehen.

Das Wartezimmer ist oft überfüllt und die Patienten stehen in den Fluren und sind unruhig. Oft kommen auch Notfälle dazwischen. Heute brachte uns der Krankenwagen einen Notfall aus dem Altenheim. Die Patientin saß im Rollstuhl und konnte ihre Beine nicht bewegen, sodass alle Untersuchungen in einem Raum durchgeführt werden mussten. Alle benötigten Geräte, auch das Ultraschallgerät, mussten in den Röntgenraum gebracht werden. Die Angelegenheit dauerte ihre Zeit und die Patienten mussten in dem überfüllten Wartezimmer länger warten.

Frage: Was gefällt Ihnen an Ihrem Beruf? Was finden Sie eher schwierig?

Antwort: Mir gefällt an meinem Beruf, dass ich Menschen helfen kann und dass die Arbeit sehr vielseitig ist. Schwierig finde ich mit cholerischen Chefs umzugehen und bei unruhigen und nörgelnden Patienten die Ruhe zu bewahren.

Pharmazeutisch-technische Assistentinnen und Assistenten

Aufgaben

Der Beruf gehört zu den Heilhilfsberufen. Aufgabe der pharmazeutisch-technischen Assistentin ist die Mitwirkung bei der Herstellung, Prüfung und Abgabe von Arzneimitteln sowie die Beratung und Information über deren Wirkung und Nebenwirkungen. Die pharmazeutisch-technische Assistentin ist nur unter der Aufsicht von Apothekern befugt pharmazeutische Tätigkeiten auszuüben. Neben der Apotheke ist die pharmazeutische Industrie ihr Haupteinsatzgebiet.

Die Entwicklung von Arzneimitteln spielt in den Apotheken heute keine Rolle mehr. Auch die Herstellung hat nur noch untergeordnete Bedeutung. Nach dem Rezept des Arztes oder den Wünschen der Patienten werden Salben, Tinkturen, Lösungen und Pulver zu abgabefertigen Arzneiformen verarbeitet und abgepackt. Im Vordergrund stehen aber der Verkauf und die Kundenberatung. Diese Aufgabe verlangt ein hohes Maß an Sachkunde. Auch die Buchführung über Medikamente, die dem Betäubungsmittelgesetz unterliegen, ist von Bedeutung. Wichtig ist ferner die Prüfung von Arzneimitteln, die für die Apotheken verpflichtend vorgeschrieben ist. Die Apotheke ist die letzte Kontrollinstanz, bevor die Medikamente an die Bevölkerung abgegeben werden; die einwandfreie Beschaffenheit der Arzneimittel muss also gewährleistet werden.

Einsatzgebiete

In der pharmazeutischen Industrie wird die pharmazeutisch-technische Assistentin im Bereich der Arzneimittelentwicklung, der Arzneimittelproduktion und der Arzneimittelkontrolle eingesetzt. Auch eine Tätigkeit als Pharmaberaterin ist möglich, meist nach einer firmenintern erworbenen zusätzlichen Qualifikation. In Krankenhausapotheken und Untersuchungslaboratorien von Behörden sind ebenfalls pharmazeutisch-technische Assistentinnen tätig.

Ausbildung

Die Ausbildung dauert zweieinhalb Jahre und setzt den Realschulabschluss voraus. Sie gliedert sich in einen zweijährigen Lehrgang an einer staatlich anerkannten Schule und eine halbjährige praktische Tätigkeit in einer Apotheke. Die Ausbildung wird mit einer staatlichen Prüfung abgeschlossen. Die Berufsausübung ist erst nach Vollendung des 18. Lebensjahres möglich.

Die Zahl der Bewerberinnen und Bewerber übersteigt die Ausbildungsplätze. Die Schulen haben deshalb eigene Auswahlverfahren entwickelt. Auch die Höhe der Schul- und Lernmittelkosten differiert je nach Schule; die öffentlichen Schulen streben Schulgeldfreiheit an. Es gibt Förderungsmöglichkeiten nach dem Bundesausbildungsförderungsgesetz und als Umschulung nach dem Sozialgesetzbuch Nr. III. Die Arbeitsämter informieren über die Ausbildungseinrichtungen und über individuelle Förderungsmöglichkeiten.

Vergütung

Die Vergütung in den Apotheken ist regional sehr unterschiedlich, die Bezahlung in öffentlichen Krankenhausapotheken und anderen staatlichen und kommunalen Einrichtungen ist im Bundesangestelltentarif geregelt. Eine pharmazeutisch-technische Assistentin erhält ein Anfangsgehalt nach BAT VII, nach einem halben Jahr besteht die Möglichkeit des Aufstiegs in BAT VI, bei langjähriger Berufstätigkeit bis zu BAT IVb. In der Industrie werden je nach Verantwortung und Leistung zwischen 2 900 und 4 100 DM gezahlt, in Einzelfällen auch mehr.

Diätassistentinnen und -assistenten

Aufgaben

Diätassistentinnen und -assistenten arbeiten mit verschiedenen Fachärzten zusammen. Sie werden zu Rate gezogen, wenn die zu behandelnden Krankheiten mit Ernährungsproblemen verbunden sind. Nach ärztlicher Anordnung erstellen sie wissenschaftlich anerkannte Diätformen, planen und überwachen die Zubereitung verschiedener Kostformen in Großküchen und führen ernährungstherapeutische Beratungen und Schulungen durch.

Die Arbeit der Diätassistentin kann der einer Köchin ähneln. Sie ist dann für die Zubereitung von Mahlzeiten und entsprechende Vor- und Nacharbeiten verantwortlich. In Kurkliniken entwickelt sie häufig zusammen mit Patienten Diätpläne, vermittelt dabei theoretisches Grundwissen und gibt Anleitungen zur Zubereitung von Mahlzeiten. In manchen Fällen beschränkt sich die Arbeit auf reine Beratung.

Ausbildung

Die Ausbildung dauert drei Jahre. Sie erfordert einen mittleren Bildungsabschluss oder eine abgeschlossene zweijährige Ausbildung. Auch die gesundheitliche Eignung muss gegeben sein. Hauptfächer sind Diätetik bezogen auf verschiedene Erkrankungen, Koch- und Küchentechnik sowie Diät- und Ernährungsberatung.

Einsatzgebiete

Diätassistentinnen arbeiten in Kliniken, Kurkliniken, Altenheimen und Beratungsstellen. Es wird ein Anfangsgehalt nach BAT VIb gezahlt, Beraterinnen können BAT IVa verdienen.

Vergütung

Orthoptistinnen und Orthoptisten

Aufgaben

Orthoptistinnen sind Therapeutinnen für Sehstörungen. Sie helfen den Augenärzten bei der Untersuchung und Behandlung der verschiedenen Augenerkrankungen. Insbesondere gehört die optische Untersuchung unter Leitung und nach Anweisung des Augenarztes zu ihren Aufgaben. Gelegentlich assistieren sie dem Augenarzt bei Operationen und bei der Behandlung von Augenverletzungen.

Einsatzgebiete

Orthoptistinnen arbeiten vorwiegend in Universitäts-Augenkliniken, bei niedergelassenen Ärzten, an Frühförderstellen, an neurologischen Kliniken oder Einrichtungen für Sehbehinderte und Blinde.

Ausbildung

Die Ausbildung dauert drei Jahre. Es gibt 13 Lehranstalten, die meisten an Universitätskliniken, die restlichen sind private Berufsfachschulen. Die Zugangsvoraussetzungen sind sehr unterschiedlich. In der Regel wird ein vorheriges Praktikum verlangt, beispielsweise in einer Kinderklinik oder in einem Kindergarten. Formal ist ein Realschulabschluss Voraussetzung; einige Schulen verlangen aber eine Hochschulzugangsberechtigung und darüber hinaus Englisch- und Lateinkenntnisse sowie Kenntnisse in EDV. Ein augenärztliches Gutachten muss ein ausreichendes Sehvermögen bescheinigen. Die Erhebung von Lehrgangsgebühren ist an den einzelnen Lehranstalten unterschiedlich geregelt.

Nach dreijähriger Berufstätigkeit kann die Orthoptistin unter Nachweis besonderer fachlicher Befähigung und pädagogischer Eignung Lehrorthoptistin werden.

Vergütung

Eine leitende Lehrorthoptistin wird nach BAT IVa bezahlt. Die Anfangsvergütung für eine ausgebildete Orthoptistin ist BAT VII. Die Gehälter der Orthoptistinnen in Augenarztpraxen werden frei vereinbart. Nach Umfragen des Berufsverbandes liegen sie in der Regel höher als im öffentlichen Dienst.

Rettungsassistentinnen und -assistenten

Aufgaben

Rettungsassistenten sind Helfer bei der medizinischen Erstversorgung in Unfall- und Notfallsituationen. Am Unfallort müssen sie schnell beurteilen, welchen Unfallopfern zuerst geholfen werden muss. Lebensrettende Maßnahmen, etwa Herzmassage, müssen sie sofort einleiten, gleichzeitig aber den Gesamtüberblick behalten und weniger wichtige Tätigkeiten an Beteiligte oder Zuschauer des Unfalls delegieren. Häufig unterstützen sie bei Ankunft im Krankenhaus das Personal der Aufnahme- und Intensivstationen, damit die Versorgung, vor allem bei vielen Verletzten, gewährleistet ist.

Ausbildung

Die Ausbildung findet in staatlich anerkannten Schulen statt, deren Träger zumeist Hilfsverbände sind, etwa der Arbeiter-Samariter-Bund oder das Deutsche Rote Kreuz. Die theoretische Ausbildung dauert ein Jahr, danach muss ein einjähriges Anerkennungspraktikum absolviert werden. Voraussetzung für den Zugang zu den Lehrgängen ist das vollendete 18. Lebensjahr, die gesundheitliche Eignung, der Hauptschulabschluss oder eine abgeschlossene Berufsausbildung. Die wichtigsten theoretischen Fächer sind Anatomie, Physiologie, Krankheitslehre sowie allgemeine und spezielle Notfallmedizin.

Nähere Informationen zu den einzelnen Schulen, zu Voraussetzungen für mögliche Verkürzungen der Ausbildungszeit und die Ausbildung zum Rettungssanitäter geben die Berufsinformationszentren der Arbeitsämter.

Einsatzgebiete

Rettungsassistenten arbeiten im Krankentransport, im Rettungsdienst in Notarztwagen oder in Rettungshubschraubern. Zusätzlich können sie in Erste-Hilfe-Kursen unterrichten.

Vergütung

Rettungsassistentinnen und -assistenten werden bei den Hilfsorganisationen nach BAT VIb bezahlt. Ein Aufstieg nach BAT Vc ist möglich.

Medizinische Fußpflegerinnen und -pfleger

Aufgaben

Medizinische Fußpflegerinnen und -pfleger behandeln Füße von Patienten mit besonderen Haut- oder Nagelproblemen. Eine klassische Aufgabe der Fußpflege ist es, dafür zu sorgen, dass Menschen schmerzfrei laufen können. In den letzten Jahren sind mit der Verlängerung der Ausbildung neue Aufgaben hinzugekommen, z. B. die Behandlung von Pilzerkrankungen und die Beratung und Betreuung von Diabetikern und Blutern.

Bis 1978 war der Beruf in keiner Weise geschützt oder staatlich geregelt. Erst zu dieser Zeit entstanden in Niedersachsen und Bayern Berufsfachschulordnungen, die eine zweijährige Fachschulausbildung mit staatlichem Abschluss vorsehen. Dieser Abschluss wird vom Zentralverband der medizinischen Fußpfleger Deutschlands e.V. bundesweit angestrebt.

Ausbildung

Die Voraussetzung für die Ausbildung sind ein mittlerer Bildungabschluss und die gesundheitliche Eignung; vor allem ausreichendes Seh- und Hörvermögen sind wichtig. Hauptfächer sind Anatomie und Physiologie, Dermatologie, Orthopädie, Theorie der Fußpflege und Material- und Warenkunde. Praktika von 1400 Stunden Dauer werden unter Aufsicht der Schule durchgeführt.

Masseure, medizinische Bademeister und Orthopädieschuhmacher können in Niedersachsen die Ausbildung um sechs Monate, in Bayern um zwölf Monate verkürzen.

Einsatzgebiete

Medizinische Fußpflegerinnen und -pfleger arbeiten vorwiegend freiberuflich. Sie können aber auch in Kliniken, Kurhäusern, Sanatorien, Altenheimen oder Facharztpraxen angestellt sein.

Vergütung

Als Angestellte verdienen sie zwischen 2 000 und 3 000 Mark brutto.

PRAXISBERICHT

Gespräch mit einer 40-jährigen Fußpflegerin, die sich sofort nach der Ausbildung selbstständig gemacht hat

Frage: Würden Sie sich wieder sofort selbstständig machen?

Antwort: Nein, der Anfang war für mich sehr schwer, vor allem auch deshalb, weil ich damals nur die Kurzausbildung von drei Monaten an einer Kosmetikfachschule gemacht hatte. Die meisten machen übrigens diese kurzen Ausbildungen, die von zwei Wochen bis zu drei Monaten dauern. Ich hatte also noch eine relativ lange Ausbildung. Aber das war viel zu wenig. Ich verfügte damit nur über die allererste Basis, die ich noch stark ausbauen musste. Ich stieß schnell an meine Grenzen, vor allem weil ich keine Gelegenheit hatte vorher erst einmal mit einer erfahrenen Kollegin zusammenzuarbeiten, bei der ich hätte lernen können. Ich suchte dann nach Fortbildungen. Zum Glück trat ich in den Zentralverband der medizinischen Fußpfleger Deutschlands e.V. ein. Dort wird eine Fülle von Kursen angeboten. Ich merkte schnell, dass es sinnvoll ist noch die zweijährige Ausbildung zu machen. Letztes Jahr habe ich die Prüfung bestanden und jetzt bin ich medizinische Fußpflegerin.

Leider ist in diesem Bereich nichts staatlich geregelt, sodass man sich sofort selbstständig machen kann. Das ist aber nur dann akzeptabel, wenn man sich ständig weiterbildet und sich immer mehr vervollkommnet.
Frage: Was macht Ihnen an Ihrem Beruf Spaß?
Antwort: Mir macht Freude, dass ich Leuten sehr schnell helfen kann, wenn sie Schmerzen haben. Eingewachsene Nägel oder Hühneraugen können eine sehr schmerzhafte Angelegenheit sein. Hier kann ich sehr schnell Abhilfe schaffen. Die Kunden staunen oft darüber und sind sehr zufrieden, dass sie so schnell wieder beschwerdelos laufen können. Man sieht recht schnell Erfolge. Das macht mich zufrieden. Ich bin froh, dass ich meinen ursprünglichen Plan Kosmetikerin zu werden aufgegeben habe. Fußpflege ist meines Erachtens eine wichtige Sache, die vor allem im Alter sehr wichtig wird. Besonders ältere Menschen merken, wie wichtig gesunde Füße sind.

Vorteile

Schön ist auch, dass ich mit Menschen zu tun habe. Angenehmer als eine reine Schreibtischtätigkeit, obwohl man bei der Fußpflege auch viel sitzen muss, oft in schlechter Arbeitshaltung. Gute Arbeitsgeräte sind sehr wichtig, vor allen Dingen ein guter höhenverstellbarer Behandlungsstuhl. Seitdem ich einen solchen Stuhl benutze, haben die Rückenbeschwerden nachgelassen.
Frage: Was gefällt Ihnen an Ihrem Beruf nicht?
Antwort: Nicht gut finde ich, dass der Beruf immer noch nicht einheitlich staatlich geregelt ist, vor allem die Berufsanerkennung. Eine solche Regelung wäre wünschenswert. In manchen Ländern muss man sogar studieren. Der Zentralverband bemüht sich schon sehr lange darum, dass der Gesetzgeber eine Regelung findet. Mittlerweile ist der erste Gesetzesentwurf fertig und wir warten darauf, dass er bald bearbeitet wird.

Nachteile

Die momentane Situation führt dazu, dass es große Qualitätsunterschiede gibt. Das merke ich immer wieder an den Reaktionen der Kunden, die vorher bei jemand anderem waren. Solange Masseure die Fußpflege nebenbei machen können oder Leute, die nur eine der Kurzausbildungen absolviert haben, wird es keine Qualitätssteigerung geben.

Gesundheitsfachberufe in der Diagnostik

Die verbreitetsten Assistenzberufe in der Medizin sind die Berufe der medizinisch-technischen Radiologieassistentin und medizinisch-technischen Laborassistentin sowie der Zytologieassitentin bzw. -assistenten. Voraussetzungen, Ausbildung und Prüfungen in den beiden zuerst genannten Berufen sowie in den Berufen der medizinisch-technischen Assistentin für Funktionsdiagnostik (aus der DDR übernommen) und der veterinärmedizinisch-technischen Assistentin bzw. des Assistenten sind in einem gemeinsamen Bundesgesetz geregelt.

Ausbildung

Die Ausbildung zur medizinisch-technischen Radiologieassistentin und medizinisch-technischen Laborassistentin bzw. zum Assistenten findet an Schulen statt, die zumeist an Kliniken angegliedert sind. Zahlreiche Schulen bieten beide Ausbildungsgänge an. Der theoretische Unterricht ist im ersten Ausbildungsabschnitt für beide Berufe gleich. Die Ausbildung dauert drei Jahre. Es gibt keine Ausbildungsvergütung und an privaten Schulen muss Schulgeld entrichtet werden.

Zugangsvoraussetzungen

Voraussetzung für die Aufnahme an den Schulen ist eine mittlere Schulbildung oder eine zweijährige Berufsausbildung und die gesundheitliche Eignung.

Ausbildungsinhalte

Grundlagenfächer sind Mathematik, Biologie, Physik, Chemie, Hygiene, Anatomie, Physiologie, Psychologie und Krankheitslehre. Die jeweils unterschiedlichen Hauptfächer nehmen über die Hälfte der theoretischen Ausbildung in Anspruch.

Medizinisch-technische Radiologieassistentinnen und -assistenten (MTA-R)

Aufgaben

Die medizinisch-technische Radiologieassistentin arbeitet mit Röntgen- und Strahlenfachärzten zusammen. In Röntgenabteilungen organisiert sie die Auslastung der Räume und Geräte, sorgt für Ordnung und genügend Material am Arbeitsplatz und achtet auf die Einhaltung der Strahlenschutzverordnung.

Sie empfängt die Patienten, klärt, ob sie für die anstehende Untersuchung entsprechend vorbereitet sind, und überwacht das Wohlbefinden von Patienten, die bei längeren Untersuchungen ruhig liegen müssen. Röntgenuntersuchungen, die keine

Kontrastmittelgabe erfordern (Lunge, Knochen und Zähne), können sie selbstständig ausführen.

In großen Röntgenabteilungen ist der Arbeitsanfall sehr hoch. Schwache und alte Patienten erfordern oft mehr Hilfestellung als eingeplant. In solchen Situationen ruhig, besonnen und freundlich zu bleiben erfordert viel Fingerspitzengefühl.

Bei der Arbeit in einer Strahlenklinik kommt es neben fachlichem Wissen – Einstellung der richtigen Strahlendosis, korrekte zeitliche Einwirkung der Strahlen – auf gute kommunikative Fähigkeiten an. Die Patienten kommen nämlich zumeist mit einer Tumorerkrankung und sind oft schon durch die vorherige Chemotherapie sehr geschwächt, häufig auch verängstigt.

Ausbildung

Die Hauptfächer bei der Ausbildung sind radiologische Diagnostik und andere bildgebende Verfahren, Strahlentherapie, Nuklearmedizin und Strahlenphysik, Dosimetrie und Strahlenschutz.

Einsatzgebiete

Medizinisch-technische Radiologieassistentinnen und -assistenten arbeiten in Kliniken, Arztpraxen und Gesundheitsämtern.

Vergütung

Berufsanfänger werden im ersten halben Jahr nach BAT VII, später nach BAT VIb bezahlt. Ärzte zahlen oft weniger als Kliniken.

Medizinisch-technische Laborassistentinnen und -assistenten (MTA-L)

Aufgaben

Die medizinisch-technische Laborassistentin arbeitet mit Laborfachärzten zusammen. Ihre Hauptarbeit besteht in der Untersuchung von Blut und Exkrementen auf krankhafte Veränderungen wie beispielsweise Verschiebungen in der Zusammensetzung oder Krankheitserreger. Diese so genannten Präparate müssen um untersucht werden zu können entsprechend vorbereitet werden. Blut muss für bestimmte Untersuchungen zentrifugiert werden, damit sich die einzelnen Bestandteile auftrennen. Heutzutage spielt die Untersuchung mit dem Mikroskop kaum noch eine Rolle, das meiste wird durch hochsensible elektronische Geräte gemessen.

Zu den Aufgaben der medizinisch-technischen Laborassistentin gehören weiter die Bestellungen von Zusatzmitteln, die Wartung der Geräte und das Austeilen und Verschicken der Befunde.

Im Gegensatz zur medizinisch-technischen Radiologieassistentin hat sie kaum Kontakt zu Patienten.

Ausbildung

Die Hauptfächer bei der Ausbildung sind Hystologie/Zytologie, klinische Chemie, Hämatologie und Mikrobiologie.

Einsatzgebiete

Medizinisch-technische Laborassistentinnen und -assistenten arbeiten in Kliniken, Privatlabors, Arztpraxen, Gesundheitsämtern und in pharmazeutischen Firmen.

Vergütung

Für die Bezahlung gilt das Gleiche wie für medizinisch-technische Radiologieassistentinnen und –assistenten. In beiden Berufen können Lehrkräfte nach BAT IVb bezahlt werden.

Zytologieassistentinnen und -assistenten

Aufgaben

Zytologieassistentinnen untersuchen eigenverantwortlich im Auftrag verschiedener Fachärzte entnommenes Zellgewebe oder Abstriche auf bösartige Veränderungen. Ihre Arbeit verlangt große Disziplin und Verantwortungsgefühl in der täglichen Routine. Die Entscheidung für eine größere Operation ist unter anderem mit von ihrer Beurteilung abhängig.

Ausbildung

Die Ausbildung dauert zwei Jahre. In Baden-Württemberg gibt es noch keine staatliche Regelung. Zur Zeit wird überlegt, ob die Ausbildung im Rahmen der Ausbildung zur medizinisch-technischen Laborassistentin erfolgen soll. Voraussetzung für die Aufnahme zur Ausbildung ist ein mittlerer Bildungsabschluss, das vollendete 17. Lebensjahr und die gesundheitliche Eignung (keine Allergien gegen bestimmte Stoffe, keine Sehfehler). Hauptfächer sind Anatomie und Physiologie, Zell- und Gewebelehre einschließlich der krankhaften Veränderungen sowie verschiedene damit in Zusammenhang stehende Techniken.

Einsatzgebiete

Zytologieassistentinnen und -assistenten arbeiten in Kliniken, Arztpraxen, Labors und in geringem Maße in zytologischen Forschungsinstituten.

Vergütung

Sie werden nach BAT VII, nach sechs Monaten nach BAT VIb bezahlt.

Gesundheitsfachberufe in der Rehabilitation

Physiotherapeutinnen und -therapeuten

Aufgaben

Physiotherapeutinnen und -therapeuten sollen dabei helfen, gestörte Funktionen im Bewegungssystem zu verbessern oder brachliegende Funktionen wiederzugewinnen. In Absprache mit dem Arzt können sie schon auf der Intensivstation die Arbeit mit den Patienten aufnehmen. Auch im weiteren Verlauf der Rehabilitation in Kliniken sind sie meist wichtige Begleiter der Patienten.

In freien Praxen ist ihre Arbeit darauf gerichtet, die in der Klinik begonnene Arbeit fortzusetzen. Auch präventive Arbeit spielt eine Rolle, z. B. Rückenschulen.

Die sich ständig verkürzenden Liegezeiten in Kliniken und die vermehrten ambulanten Operationen machen verstärkt Hausbesuche erforderlich. Dabei müssen die Angehörigen und ambulanten Pflegepersonen in die Arbeit mit dem Patienten mit einbezogen werden.

Ausbildung

Die Ausbildung dauert drei Jahre in einer staatlichen oder privaten Fachschule, die selbst finanziert werden muss. An staatlichen Schulen kann BAFöG beantragt werden. Voraussetzung für die Ausbildung sind eine mittlere Schulbildung oder eine Berufsausbildung, das vollendete 17. Lebensjahr und die gesundheitliche Eignung.

Hauptfächer bei der Ausbildung sind Anatomie/Physiologie, Krankheitslehre, krankengymnastische Behandlungstechniken und methodische Anwendung der Physiotherapie in den medizinischen Fachgebieten.

Für ausgebildete Masseurinnen und Masseure und medizinische Bademeister gibt es in Fellbach (Baden Württemberg) die Möglichkeit eine verkürzte Form der Ausbildung – zum Teil auch als Fernstudium – zu absolvieren.

Einsatzgebiete

Physiotherapeutinnen und -therapeuten arbeiten in Kliniken, Einrichtungen für Behinderte, Rehabilitationseinrichtungen, Altenheimen und angestellt oder selbstständig in Praxen für Physiotherapie.

Vergütung

In Kliniken wird anfangs nach BAT VIb, später nach Vb bezahlt. Lehrkräfte können nach BAT IVa bezahlt werden.

Masseurinnen und Masseure/medizinische Bademeisterinnen und Bademeister

Aufgaben

Bei der Arbeit von Masseurinnen und Masseuren und medizinischen Bademeistern steht vor allem die Massage zur Linderung von Schmerzen, die durch Verspannungen oder Fehlhaltungen bei der Arbeit entstanden sind, im Vordergrund. Weiter sind sie für die Verabreichung von Wickeln, Bädern oder Lichttherapien verantwortlich.

Ausbildung

Die Ausbildung in privaten und staatlichen Fachschulen dauert zwei Jahre. Danach muss noch ein sechsmonatiges Anerkennungspraktikum absolviert werden. Die Voraussetzung für die Ausbildung sind Hauptschulabschluss, das vollendete 16. Lebensjahr und die gesundheitliche Eignung. Hauptfächer bei der Ausbildung sind Anatomie/Physiologie, Krankheitslehre, Massage- und Reflexzonentherapie sowie Elektro-, Licht-, Strahlen-, Hydro-, Balneo-, Thermo- und Inhalationstherapie.

Einsatzgebiete

Sie arbeiten in Kurkliniken, Rehabilitationseinrichtungen, Saunen und als Selbstständige oder Angestellte in privaten Praxen. Berufsanfänger werden nach BAT VII bezahlt und können mit den Jahren je nach Verantwortungsbereich bis BAT Vb erhalten. In privaten Praxen sollte man eine Bezahlung in Anlehnung an BAT fordern. Als Lehrkraft an einer Schule erhält man BAT IVb.

Vergütung

Ergotherapeutinnen und Ergotherapeuten

Im deutschen Sprachgebrauch hat sich der im europäischen Ausland übliche Begriff „Ergotherapie“ für die Beschäftigungs- und Arbeitstherapie durchgesetzt. Die entsprechende Berufsbezeichnung ist jetzt gesetzlich festgelegt.

Aufgaben

Die Aufgabe der Ergotherapeutinnen und Ergotherapeuten besteht darin, Patienten, Behinderte und Pflegebedürftige durch handwerkliche, musische und gestalterische Bestätigung zu fördern und ihnen durch Geschicklichkeits- und Ausdauerübungen zu helfen mit Alltagsproblemen besser fertig zu werden. Dies ist insbesondere bei Langzeitpatienten wichtig, deren Selbstachtung und Lebenswille durch kreative Betätigung gefördert werden kann. Die Ergotherapeuten arbeiten mit psychisch Kranken, mit alten Menschen und mit Kindern. Bei der Behandlung von

Patienten nach Unfällen, Schlaganfällen oder anderen Verletzungen, die Bewegungseinschränkungen zur Folge haben, besteht das Ziel in der beruflichen und sozialen Wiedereingliederung.

Ausbildung

Die Ausbildung dauert drei Jahre und findet in Berufsfachschulen statt, die oft an Kliniken oder Rehabilitationseinrichtungen angegliedert sind. Die Zugangsvoraussetzungen sind je nach Schule verschieden. In der Regel werden ein mittlerer Bildungsabschluss und ein Vorpraktikum in einer fachspezifischen Einrichtung oder in der Pflege verlangt. Die gewünschte Dauer reicht von sechs Wochen bis zu sechs Monaten. Auch das freiwillige soziale Jahr oder der Zivildienst wird in manchen Schulen als Praktikum anerkannt. Bei einigen Schulen ist das Abitur Voraussetzung.

Einsatzgebiete

Ihr Einsatzgebiet ist in Kliniken, hier vor allem in der Orthopädie, Rheumatologie, Kinder- und Jugendpsychiatrie, Neurologie, in Rehabilitationseinrichtungen, in Behindertenheimen und in Altenheimen und Altenzentren. In den öffentlichen Einrichtungen wird das Anfangsgehalt nach BAT VI gezahlt und steigt nach einem halben Jahr auf BAT Vc. Nach zwei Jahren besteht die Möglichkeit eine eigene Praxis zu eröffnen.

Vergütung

Logopädinnen und Logopäden

Aufgaben

Die Logopäden behandeln Patienten mit Sprach- und Hörstörungen, etwa lispelnde oder stotternde Kinder. Behandelt werden aber auch Patienten mit einem „Sprechberuf", deren Stimme durch Überlastung gestört ist. Wichtig ist die logopädische Behandlung auch nach Operationen im Hals-, Nasen- und Ohrenbereich, beispielsweise nach einer Kehlkopfoperation, aber auch bei neurologischen Störungen und Hirnoperationen. Besonderes Einfühlungsvermögen erfordert die Behandlung von Patienten nach einem Schlaganfall oder einer Hirnverletzung sowie die Behandlung von geistig behinderten Patienten. Die Logopädin bzw. der Logopäde arbeitet auf Überweisung durch einen Arzt, stellt einen Behandlungsplan auf, beobachtet den Behandlungsverlauf und schreibt Berichte für den behandelnden Arzt. Auch der diagnostische Bereich und die Gutachtertätigkeit spielen eine Rolle. Die Ursachenvielfalt der Störungen erfordert eine enge Zusammenarbeit mit anderen Berufsgruppen, mit Psychologen und Pädagogen, Sozialpädagogen und vor allem mit Ärzten, hier besonders Kinderärzten, Hals-Nasen-Ohren-Ärzten und Neurologen.

Ausbildung

Entsprechend den späteren beruflichen Anforderungen sind die Zugangsvoraussetzungen zu einer Ausbildung hoch. Obwohl formal nur der Realschulabschluss vorausgesetzt wird, erwarten viele Schulen das Abitur und ein vorheriges Praktikum oder sogar die Berufstätigkeit in einem pädagogischen oder sozialpflegerischen Beruf. Voraussetzungen für die Aufnahme in einer Berufsfachschule für Logopädie – sie sind in den Großstädten meist an Universitätskliniken oder anderen Kliniken angesiedelt – sind besondere musikalische Fähigkeiten, dialektfreie Aussprache, fehlerfreie Artikulation und ein hohes Niveau in der schriftlichen und mündlichen deutschen Sprache. Ausschlussgrund für die Ausbildung sind eigene Mängel in der Sprech- und Hörfähigkeit. Ein Gutachten eines Hals-Nasen-Ohren-Arztes wird verlangt.

Einsatzgebiete

Die Einsatzgebiete liegen vorwiegend in Kliniken, aber auch in Heimen und Kinderbetreuungseinrichtungen. Voraussetzung für die Eröffnung einer eigenen Praxis sind zwei Jahre Berufstätigkeit nach der Ausbildung. Ein Drittel bis die Hälfte der Logopädinnen und Logopäden arbeitet in freier Praxis. Arbeitsstellen für Logopäden gibt es aber auch in Arztpraxen und den Gesundheitsämtern.

Vergütung

Die Anfangsvergütung ist BAT VIb und steigt auf BAT Vc bis Vb.

Motopädinnen und Motopäden

Aufgaben

Motopädinnen und Motopäden sollen mit ihrer Arbeit Wahrnehmungs- und Bewegungsfunktionen vor allem bei Kindern, aber auch älteren Menschen erhalten, verbessern oder erweitern. Ihre therapeutische Arbeit ist im Zusammenhang mit Kindern und Jugendlichen eher pädagogisch ausgerichtet, bei alten Menschen vor allem auf die Rehabilitation bezogen.

In den letzten Jahren haben mit zunehmender Bewegungsarmut bei Kindern Störungen in der Wahrnehmung des eigenen Körpers, der motorischen Fähigkeiten und der Sprachentwicklung zugenommen. Im Erkennen psychomotorischer Entwicklungsstörungen mit all ihren psychosozialen Konsequenzen und dem Erstellen von Förder- und Therapieplänen liegt ein Schwerpunkt der Arbeit von Motopädinnen und Motopäden. In der Zusammenarbeit mit Psychologen und Medizinern, die zusätzliche diagnostische Daten erheben, erstellen sie einen motodiagnostischen Befund als Basis für einen sinnvollen Behandlungsverlauf. Ihre Arbeit umfasst auch beratende Gespräche mit den Eltern und die Zusammenarbeit mit Kindergärten und Schulen.

Ausbildung

Für die Ausbildung an Fachschulen, die in Nordrhein-Westfalen und in Sachsen möglich ist, werden als Voraussetzung ein mittlerer Bildungsabschluss und eine abgeschlossene Berufsausbildung als staatlich geprüfter Gymnastiklehrer oder eine abgeschlossene sozialpädagogische, heilerziehungspflegerische, heilpädagogische oder sportpädagogische Berufsausbildung und eine sportliche, rhythmische oder tänzerische Qualifikation verlangt. Die Ausbildung dauert ein Jahr oder berufsbegleitend zwei Jahre. In Thüringen gibt es einen eigenständigen dreijährigen Ausbildungsgang. Unterrichtsschwerpunkte sind die Methodik und Didaktik der Motopädie, die Motodiagnostik, Entwicklungspsychologie und die Grundlagen der Sensomotorik, Psychomotorik und der Soziomotorik. Beide Ausbildungen enden mit einem staatlichen Abschluss.

Einsatzgebiete

Motopädinnen und Motopäden arbeiten in Kliniken, Frühförderstellen, Gesundheitsämtern, Arztpraxen, sonderpädagogischen Beratungsstellen, integrativen Kindergärten und Schulen, Sonderschulen, Behindertenwerkstätten und -heimen und Altenheimen.

Vergütung

Das Grundgehalt beginnt bei BAT Vb und endet bei BAT IVb.

Gesundheitshandwerkerberufe

Im Gesundheitswesen gibt es auch eine Reihe von Handwerksberufen. Die Ausbildung richtet sich nach dem Berufsbildungsgesetz: Eine dreijährige praktische Ausbildung wird durch wöchentlichen Berufsschulunterricht begleitet und schließt mit der Gesellenprüfung ab.

Meisterprüfung

In diesen Berufen ist es möglich nach einer gewissen Berufspraxis die Meisterprüfung zu machen. Sie wird nach dem Aufstiegsförderungsgesetz, dem so genannten

„Meister-BAföG", finanziell unterstützt und ist Voraussetzung für Existenzgründungen oder die Übernahme von bestehenden Betrieben.

Augenoptikerinnen und Augenoptiker

Aufgaben

Augenoptikerinnen und Augenoptiker beraten ihre Kunden bei der Auswahl von Brillengläsern und -fassungen. Sie ermitteln optimale Korrektionsgläser, ändern, reparieren und entwerfen Fassungen und Fassungsteile, prüfen, messen, zentrieren und zeichnen rohkantige Brillengläser an, schleifen, bröckeln und schleifen die Gläser in Fasson. Die bearbeiteten Gläser setzen sie in die Fassungen ein und kontrollieren abschließend die fertigen Brillen.

Weitere Aufgaben sind das Justieren und die Instandhaltung optischer Geräte und Messinstrumente wie z. B. Mikroskope, Lupen, Ferngläser, Barometer und Thermometer. Augenoptiker verkaufen und reparieren auch Brillenfassungen, optische Geräte und Messinstrumente. Kontaktlinsen und Brillengläser dürfen nur Meister und staatlich geprüfte Augenoptiker bestimmen und anpassen.

Die Weiterbildung zum staatlich geprüften Augenoptiker nach der dreijährigen Lehre setzt den Realschulabschluss oder einen gleichwertigen Abschluss und eine zweijährige Berufspraxis voraus. Sie findet an Fachakademien oder Fachschulen statt.

Umschulung

Das Arbeitsamt fördert eine zweijährige Umschulung zum Augenoptiker, wenn die persönlichen Förderungsbedingungen (Arbeitslosigkeit nach vorheriger sozialversicherungspflichtiger Beschäftigung) vorliegen.

Zahntechnikerinnen und Zahntechniker

Aufgaben

Zahntechniker fertigen, ändern und reparieren im Auftrag des Zahnarztes oder Kieferchirurgen/Kieferorthopäden Zahnersatz, Zahnspangen, Kieferbruchschienen, Gelenke, Implantate und Federarme. Sie arbeiten mit Kunststoff, keramischen Massen, Edelmetalllegierungen und anderen Werkstoffen.

Einsatzgebiete

Der Arbeitsplatz von Zahntechnikern ist in zahntechnischen Labors, Zahn- und Kieferkliniken oder – allerdings selten – in entsprechenden Facharztpraxen.

Die Ausbildung dauert dreieinhalb Jahre. Formal ist der Hauptschulabschluss Voraussetzung, ein mittlerer Bildungsabschluss ist aber erwünscht.

Ausbildung

PRAXISBERICHT

Interview mit einem 36-jährigen Zahntechniker, der sich vor zwei Jahren selbstständig gemacht hat

Frage: Was gefällt Ihnen an Ihrem Beruf?

Vorteile

Antwort: Ich arbeite sehr gerne handwerklich. Im Gegensatz zu vielen anderen handwerklichen Berufen habe ich mit vielen verschiedenen Werkstoffen zu tun, arbeite mit unterschiedlichen Geräten und stelle nicht nur immer dieselben Produkte her, sondern ganz verschiedene. Jede Arbeit ist ein Einzelstück. Unter Verwendung der vom Zahnarzt gelieferten Kiefer- und Gebissabformungen fertige ich Arbeitsmodelle und stelle Bissschablonen her. Die Arbeitsmodelle werden in Spezialgeräte eingegipst, die natürliche Kaubewegungen weitgehend nachahmen können. Fest sitzender Zahnersatz wie Teilkronen, Stiftzähne, Kronen und Brücken wird durch Modellieren von Kunststoff und zahnkeramischen Massen oder durch Ausgießen von Metalllegierungen in vorgewärmte Formen hergestellt. Die Gussteile werden dann durch spezielle Techniken wie Bohren, Fräsen, Zusammenlöten und Polieren der Einzelteile miteinander verbunden. Die sichtbaren Flächen werden mit zahnkeramischem Material verblendet. Künstliche Zähne werden in einem Wachsmodell hergestellt und durch Beschleifen den anatomischen Verhältnissen des Patienten angepasst. Außerdem stelle ich Klammern, Stege und andere Verbindungs- und Stützelemente unter Verwendung kleinster feinmechanischer Teile her. Dabei kommen Bohr- und Poliermaschinen, Vorwärme- und Vakuumbrennöfen, Schmelz- und Löteinrichtungen, Punktschweißgeräte, Fräsmaschinen, Ultraschallreiniger, Einbettgeräte und Pressen zum Einsatz. Diese Vielfalt gefällt mir besonders.

Frage: Weshalb haben Sie sich selbstständig gemacht?

Antwort: Nach meiner Ausbildung und der Bundeswehrzeit habe ich etwa 15 Jahre als Angestellter in verschiedenen Zahntechniklabors gearbeitet. Ich habe bewusst öfter die Stelle gewechselt um möglichst viele verschiedene Arbeitstechniken kennen zu lernen. Die Arbeit als Angestellter hat unbestreitbar viele

Vorteile. Man muss sich nicht um die Verwaltung kümmern, die Abrechnungen und das Problem, ob immer genügend Aufträge vorhanden sind. Man kann sich ganz auf seine Arbeit konzentrieren. Trotzdem hat mir das irgendwann nicht mehr gereicht. Ich wollte eigenverantwortlich arbeiten. So habe ich vor zwei Jahren den Schritt in die Selbstständigkeit gewagt.
Frage: Mit welchen Problemen waren Sie dabei hauptsächlich konfrontiert?

Probleme

Antwort: Zunächst einmal war es ein Wagnis eine gut bezahlte Stelle aufzugeben. Dann kamen die Kosten der Laboreinrichtung hinzu. Ich habe zuerst nur die notwendigsten Geräte angeschafft und viele gebraucht gekauft. Zum Glück konnte ich das Labor im Keller meines Elternhauses einrichten, sodass wenigstens keine Miete für die Räumlichkeiten anfällt. Trotzdem musste ich mich ziemlich hoch verschulden. Ein weiteres Problem ist, dass ich kein Meister bin. Deshalb musste ich einen Konzessionsträger einstellen, der auch jeden Monat bezahlt werden muss. Schwierig war auch die Einarbeitung in die EDV. Wir arbeiten mit so vielen verschiedenen Positionen, dass man die Rechnungen nicht von Hand schreiben kann, das würde viel zu lange dauern. Ich habe lange gesucht, bis ich ein geeignetes Abrechnungsprogramm gefunden habe.
Heute habe ich sehr viel direkter mit den Kunden zu tun. Das bedeutet, dass ich häufig die Arbeiten selbst abholen und wieder zurückbringen muss. Das kostet viel Zeit und meine eigentliche Arbeit muss ich oft abends und am Wochenende erledigen. Schließlich kommt die Unsicherheit hinzu, ob immer genügend Aufträge vorhanden sind. Zum Glück habe ich allein durch Mundpropaganda einige Kunden gewonnen und bis jetzt läuft die Arbeit sehr gut. Nur die Freizeit und der Urlaub kommen zu kurz. Aber mit diesem Problem haben wohl alle Selbstständigen zu tun.

Hörgeräteakustikerinnen und -akustiker

Aufgaben

Um Menschen mit Hörschädigungen kümmern sich neben den Fachärzten für Hals-Nasen-Ohren-Krankheiten die Hörgeräteakustiker. Sie ermitteln unter Zuhilfenahme audiometrischer und elektronischer Methoden das Ausmaß der Hörbehinderung und Kenndaten des Resthörens, fertigen Ohrabdrücke an, stellen Ohrpassstücke her und wählen die anzupassenden Hörhilfen aus. Die Beratung und Betreuung der Patienten, Hörtraining und Nachbetreuung nehmen in der Arbeit der Hörgeräteakustiker einen wichtigen Stellenwert ein. Die Patienten müssen in den Gebrauch und die Wartung der Hörgeräte eingeführt werden und die Geräte müssen instand gesetzt werden. Auch die Auswahl von Schallschutzmaßnahmen, Schallschutzmitteln und Lärmmessungen gehört zu den Aufgaben.

Berufsaussichten

Die Berufsaussichten sind bisher gut, eine eher negative Tendenz ist aber abzusehen.

Chirurgiemechanikerinnen und -mechaniker

Aufgaben

Bei einer Operation müssen alle medizinischen Werkzeuge in Ordnung sein. Dafür sorgen die Chirurgiemechaniker. Sie stellen chirurgische Instrumente wie Skalpelle, Klingen, Sonden oder Wundhaken her und reparieren sie. Die Arbeit umfasst serienmäßige Produktion, etwa von Spritzenkanülen, aber auch die Anfertigung kompliziertester Spezialgeräte. Auch Hochfrequenzgeräte und optische Instrumente werden hergestellt. Zwar werden viele Instrumente und Geräte maschinell produziert, die manuelle Fertigung steht aber wegen der hohen Anforderungen an die Präzision noch im Vordergrund.

Chirurgiemechaniker fertigen auch Implantate, beispielsweise künstliche Hüftgelenke. Die Erstellung von Entwürfen und Modellen, die Endkontrolle hergestellter Produkte und die Beratung der Kunden und Auftraggeber gehören ebenfalls zu ihren Aufgaben.

Einsatzgebiete

Chirurgiemechanikerinnen und -mechaniker arbeiten in Handwerksbetrieben und in industriellen Großbetrieben. Es besteht die Möglichkeit nach entsprechender Berufspraxis die Meisterprüfung abzulegen oder sich als Techniker der Fachrichtung Maschinentechnik bzw. Maschinenbau weiterzubilden.

Orthopädiemechaniker/Bandagistinnen und Bandagisten

Aufgaben

Die Orthopädiemechaniker und Bandagisten stellen Prothesen und Prothesenteile her. Dafür muss bei den Patienten Maß genommen werden, es müssen Maßskizzen erstellt, Gipsmodelle angefertigt und überprüft und die angefertigten medizinisch-technischen Heil- und Hilfsmittel anprobiert werden. Auch die Reparatur und der Austausch von Prothesenteilen gehören zu ihren Aufgaben.

Einsatzgebiete

Orthopädiemechaniker und Bandagisten arbeiten in orthopädischen Abteilungen von Krankenhäusern, in Sanitätshäusern, aber auch bei der Herstellung von orthopädiemechanischen Erzeugnissen und Bandagen im Groß- und Einzelhandel.

Durch zusätzliche Lehrgänge ist eine Spezialisierung in Feinwerkmechanik, Werkstoffprüfung, Qualitätskontrolle und EDV in der Feinwerktechnik möglich. Durch Fortbildungen kann der Status des Orthopädiemechaniker- und Bandagistenmeisters, aber auch des Industriemeisters erreicht werden. Weiter ist eine Fortbildung zum Techniker in der Fachrichtung Medizintechnik und zum Techniker für Betriebswirtschaft möglich.

Orthopädieschuhmacherinnen und -schuhmacher

Aufgaben

Orthopädieschuhmacher stellen Schuhe, Schuhteile, Einlagen und Fußstützen her. Auch Reparieren und Ändern von getragenem Schuhwerk gehören zu ihren Aufgaben. Wichtig ist auch die Beratung von Patienten, die Durchführung medizinischer Fußpflege und die Mitarbeit im Verkauf.

Einsatzgebiete

Orthopädiemechaniker arbeiten in Fachbetrieben der Orthopädieschuhtechnik, in schuhorthopädischen Werkstätten von Kliniken und Heilstätten, aber auch im Schuheinzelhandel oder im Schuhreparaturschnelldienst.

Ausbildung

Die Ausbildung dauert dreieinhalb Jahre und richtet sich nach der Handwerksordnung. Sie enthält eine Zwischenprüfung und schließt mit der Gesellenprüfung vor der zuständigen Handwerkskammer ab. Eine bestimmte Schulbildung ist nicht vorgeschrieben. Die Einstellungsbedingungen der Ausbildungsstätten sind sehr unterschiedlich. Man sollte sich deshalb rechtzeitig nach den Auswahltests und den jeweiligen Einstellungsbedingungen erkundigen.

Durch Teilnahme an zusätzlichen Lehrgängen sind verschiedene Spezialisierungen in der Lederverarbeitung und Informationstechnik möglich. Orthopädieschuhmacher können Schuhmachermeister oder Orthopädieschuhmachermeister werden, außerdem Techniker in der Fachrichtung Ledertechnik oder Schuhtechnik oder Techniker für Betriebswirtschaft. Die Berufsaussichten sind gut, vor allem nach bestandener Meisterprüfung.

Vergütung

Die Gehälter für Angehörige in den Gesundheitshandwerkerberufen sind insgesamt niedriger als bei den meisten zuvor vorgestellten Berufe. Wenn sie nicht über Tarif bezahlt werden, verdienen Gesellen zwischen 2 300 DM und 3 000 DM brutto.

Weiterqualifizierung und Selbstständigkeit

Die Vorstellungen, die man mit Karriereplanung in der freien Wirtschaft verbindet, sind auf die Berufe des Gesundheitswesens nicht übertragbar, und zwar einmal, weil die Gehälter – außer in freien Praxen, Labors und in Firmen – nicht frei ausgehandelt werden, die Bezahlung also vorrangig an die Funktion und nicht an die Leistung gebunden ist, zum anderen, weil vor allem zählt, ob jemand die entsprechende Qualifikation für ein bestimmtes Arbeitsgebiet aufweisen kann. Für Pflegeberufe sind Weiterbildungen die beste Voraussetzung eine anspruchsvollere und höher dotierte Arbeitsstelle zu erhalten oder am bestehenden Arbeitsplatz mehr Verantwortung übertragen zu bekommen.

Weiterbildung

Fast alle anderen Gesundheitsfachberufe sind in Bezug auf Aufstiegschancen „Sackgassenberufe". Selbst wenn man eine Fülle von Fortbildungen nachweisen kann, ist damit kein Anspruch auf eine tarifliche Besserstellung verbunden. Allein der Arbeitgeber entscheidet – im öffentlichen Dienst besteht fast kein Spielraum –, ob ihm eine Fortbildung eine übertarifliche Bezahlung wert ist. Trotzdem erhöht man seine Chancen einen Arbeitsplatz zu finden durch Erweiterung der Kompetenzen, z. B. Arbeiten nach dem Bobath-Konzept oder spezielle Diagnostikverfahren, die in Facharztpraxen angewandt werden.

Spezialisierung

Für Diätassistentinnen kommt eine Spezialisierung als Diabetesberaterin infrage. Weitere Ergänzungs- oder Spezialisierungsmöglichkeiten für Pflegeberufe, aber auch für Arzthelferinnen sind die Weiterbildung zur Beratung bei künstlicher Ernährung, Inkontinenz und Stomaversorgung. Damit eröffnet sich auch die Chance auf eine Anstellung bei Firmen, die spezielle Versorgungssysteme anbieten. Die Gehälter liegen hier meist höher als im übrigen Gesundheitsbereich.

Selbstständigkeit

Eine Möglichkeit im gewissen Sinne Karriere zu machen ist die Selbstständigkeit. Kranken- und Kinderkrankenschwestern, Hebammen, medizinische Fußpflegerinnen und Fußpfleger, alle

Angehörigen der Gesundheitsfachberufe in der Rehabilitation, der Diagnostik und der Gesundheitshandwerkerberufe können sich selbstständig machen.

Weiter- und Fortbildungen

Die vom Arbeitsamt herausgegebenen Schriften „Bildung und Beruf, Gesundheitswesen 2–4" zählen eine Fülle von Fort- und Weiterbildungen auf, nennen aber alle Angebote der Qualifizierung in Gesundheitsfachberufen „berufliche Weiterbildung". Selbst eintägige Seminare zur Auffrischung oder zum Neuerwerb von Kenntnissen für den Berufsalltag werden z. B. für die Pflege als Fachpflege deklariert. Dies ist in diesem Zusammenhang besonders verwirrend, weil es für die Pflege tatsächlich einige Fachpflegeausbildungen gibt, die staatlich geregelt sind und für die nach Abschluss eine tarifliche Höhergruppierung beansprucht werden kann.

Fachpflege

Aus diesem Grund wollen wir zwischen Weiter- und Fortbildung unterscheiden. Wir führen zunächst die Weiterbildungen auf, die allgemein geregelt sind und mit deren Abschluss Ansprüche verbunden sind. Danach gehen wir auf Fortbildungen für alternative Heilmethoden und Entspannungstechniken ein, durch deren Teilnahme keine staatlich anerkannten Abschlüsse erreicht werden können, die aber zusätzliche Arbeitsmöglichkeiten eröffnen.

Mögliche Weiterbildungen in der Pflege sind die Ausbildung zur Lehrschwester, zur Pflegedienstleitung, zur Fachkrankenschwester für einige Disziplinen, zur Stationsleitung und zur Praxisanleiterin bzw. zum Praxisanleiter.

Geregelte Weiterbildungen bestehen auch für handwerkliche Gesundheitsfachberufe. Hier kann die Meisterprüfung abgelegt werden. An Fachschulen können auch zweijährige Technikausbildungen absolviert werden.

Meisterprüfung

Für andere Gesundheitsfachberufe gibt es außer der Möglichkeit sich als Lehrkraft für den entsprechenden Gesundheitsfachberuf weiterzubilden keine geregelten Weiterbildungen. Nur staatlich anerkannte und private Fachschulen bieten jedoch sol-

Lehrkraft

chen Lehrkräften eine Stelle. An Berufsschulen ist eine Lehrtätigkeit ohne Studium nur in Ausnahmefällen möglich, und zwar für Pflegekräfte mit einer zweijährigen Weiterbildung als Lehrerin bzw. Lehrer für Pflegeberufe und Hebammenwesen. Auch ein Referendariat ist vorgeschrieben.

Lehrkraft für Gesundheitsfachberufe

Die Weiterbildung zur Lehrkraft in Fachschulen für Gesundheitsfachberufe ist nicht staatlich geregelt. Erwünscht sind jedoch Grundkenntnisse der Unterrichtsplanung, der Didaktik sowie der Lehr- und Lernformen. Eine entsprechende Weiterbildung bietet die Hessische Arbeitsgemeinschaft für Gesundheitserziehung e.V. (Heinrich-Heine-Str. 44, 35039 Marburg). Für die Teilnahme an dem berufsbegleitenden „Studienlehrgang zur Vertiefung und Erweiterung der pädagogisch-psychologischen Kompetenz" wird der Abschluss in einem Gesundheitsfachberuf und zumindest stundenweise eine Einbindung in eine Lehrtätigkeit erwartet.

Ausbildungsdauer

Der Lehrgang erstreckt sich über einen Zeitraum von zwei Jahren. Im ersten und zweiten Jahr wird zweimal eine Woche Blockunterricht angeboten. Im Verlaufe des Lehrgangs sollen eine Lehrprobe und Hospitationen liegen, die die Teilnehmer selbst planen können. Im zweiten Jahr wird eine Hausarbeit erstellt. Die Abschlussprüfung umfasst zwei mündliche Prüfungen und ein Referat über die Hausarbeit.

Weiterbildungen in der Pflege

Finanzielle Situation

In den letzten Jahren hat sich der Tarifvertrag für Pflegeberufe zugunsten der unteren Tarifgruppen verändert. Die verbesserten Einstiegsgehälter und der früher mögliche Bewährungsaufstieg haben die finanzielle Situation für die Pflegekräfte auf den Stationen verbessert. Trotz dieser Veränderungen ist der Wunsch nach Weiterbildungen nach wie vor groß.

Teilnehmer von internen Fortbildungseinrichtungen geben an, dass sie den Abschluss als einen persönlichen Gewinn empfinden. Sie fühlen sich aufgrund der Erhöhung der Fachkompetenz in ihrem Beruf sicherer, vor allem auch in der Kooperation mit anderen Berufsgruppen.

Finanzierung der Weiterbildung

Die Weiterbildungen werden durch den Arbeitgeber finanziert, wenn er Bedarf an zusätzlichen qualifizierten Fachkräften hat. Im Gegenzug verlangt der Arbeitgeber eine dreijährige Bindung an sein Haus. Eine andere Möglichkeit ist die Finanzierung aufgrund des Aufstiegsförderungsgesetzes, auch „Meister-BAföG" genannt. Wird eine Umschulung aus gesundheitlichen Gründen (Rehabilitationsmaßnahme) befürwortet, trägt das Arbeitsamt oder der Rententräger die Kosten.

Stationsleitungslehrgänge

Aufgaben

Die Arbeit einer Stationsschwester umfasst unter anderem die Erstellung des Dienstplanes, die Organisation des Arbeitsablaufes und die Vertretung der Station und deren Interessen gegenüber anderen Berufsgruppen und in verschiedenen Gremien.

Die Weiterbildung zur Leitung einer Stations- oder Funktionseinheit wird für Kranken-, Kinderkrankenschwestern und Altenpflegerinnen bzw. -pfleger angeboten, die mindestens zwei Jahre Berufserfahrung haben. Der Unterricht umfasst zwischen 400 und 460 Stunden. Der Unterricht ist sehr unterschiedlich organisiert. Einige Schulen bieten dreimonatige Kurse in Vollzeit an. Andere verteilen mehrere kurze Unterrichtsphasen über einen einjährigen oder längeren Zeitraum. Organisations- und Verwaltungswissen sowie kommunikative Kompetenzen bilden die Schwerpunkte des Unterrichts.

Einsatzgebiete

Stationsleitungsstellen findet man in Kliniken, Altenheimen und Sozialstationen. Eine tarifliche Höhergruppierung steht den Betreffenden zu, sobald sie mit der Leitung einer Station betraut werden.

WICHTIG

Die mittleren Führungspositionen sind aufreibend. Mit der Übernahme dieser Funktion werden von vielen Seiten Forderungen an Sie gestellt. Stationsleitungen fungieren als Mittler zwischen den Mitarbeiterinnen und Mitarbeitern und der Pflegedienstleitung oder der Pflegedirektorin bzw. dem

Direktor des Hauses. Stationsleitungen sind die ersten Ansprechpartner bei Problemen mit den anderen Berufsgruppen und an sie werden fast alle Beschwerden der Patienten gerichtet. Großes Wissen, Einfühlungsvermögen, eine gesunde Portion Selbstbewusstsein und der Wunsch nach Übernahme von Verantwortung sind für diese Funktion unerlässlich.

Praxisanleitung

Aufgaben

Praxisanleiter sollen Schülerinnen und Schüler in ihrer praktischen Arbeit anleiten, neue Mitarbeiter einarbeiten und neues Wissen der Pflege, das die Praxis vor Ort betrifft, für die Station in schriftlicher Form aufarbeiten oder in Form kleiner Vorträge weitergeben. Außerdem nehmen sie an den praktischen Prüfungen, die die Schülerinnen und Schüler auf den Stationen ablegen, als Zweitprüfer teil.

Einsatzgebiete

Die Einsatzorte der Praxisanleiter sind Kliniken, Altenheime und Sozialstationen.

Die Ausbildung zur Praxisanleiterin bzw. zum Praxisanleiter sollte – um staatlich anerkannt zu werden – mindestens 460 Unterrichtsstunden umfassen. Die Teilnehmer müssen in der Regel zwei Jahre Berufspraxis nachweisen. In einigen Bundesländern werden noch Kurse mit einer sehr viel geringeren Stundenzahl angeboten.

Diese Kurse werden von den meisten Schulen für Kranken- und Kinderkrankenschwestern und Altenpflegerinnen und -pfleger, meist auch für Hebammen angeboten. Auch hier ist die Organisation der Kurse unterschiedlich geregelt. Der Kurs kann innerhalb von drei Monaten Vollzeit absolviert werden oder in Teilzeit über einen Zeitraum von 16 Monaten verteilt; er kann aber auch nur einige Tage dauern.

Ausbildung

Die Schwerpunkte der Ausbildung sind Didaktik und Methodik der praktischen Anleitung, Vertiefung pflegerischen Fachwissens sowie berufsbezogene Pädagogik und Psychologie. Es kann sinnvoll sein sich eine Ausbildungstätte zu suchen, die beim Pflegewissen bestimmte inhaltliche Schwerpunkte setzt, die dem eigenen gegenwärtigen Arbeitsfeld in besonderer Weise Rechnung tragen.

Die Praxisanleiterinnen und Praxisanleiter haben keinen Rechtsanspruch auf eine tarifliche Höhergruppierung. Sie werden jedoch meist besser bezahlt, wenn sie ausschließlich in dieser Funktion arbeiten und diese Arbeit stationübergreifend für eine ganze Abteilung leisten.

Vergütung

WICHTIG

Viele Angehörige von Pflegeberufen sind leider nach wie vor der Auffassung, dass Lehren und Lernen keine wichtige Arbeit ist und dass dafür erst Zeit ist, wenn alle Tätigkeiten, die den Stationsablauf betreffen, beendet sind – was natürlich so gut wie nie der Fall ist. Sie müssen also, wenn Sie als Praxisanleiter arbeiten, mit großen Vorbehalten gegenüber Ihrer Tätigkeit rechnen. Schwierig ist auch, dass in vielen Häusern die Frage der Weisungsbefugnis nicht geklärt ist. Eine Stationsleiterin kann also durchaus notwendige Anleitung mit dem Argument zu großen Arbeitsanfalls ablehnen.

Fachkrankenpflege

Aufgaben

In einer Fachausbildung soll spezielles Wissen erworben werden, das Krankenschwestern, Kinderkrankenschwestern und Altenpflegerinnen und -pfleger zu Experten in einem bestimmten Fachgebiet macht. Die so Ausgebildeten werden bevorzugt in den jeweiligen Spezialabteilungen eingestellt und erhalten automatisch die Bezahlung nach Kr. VI.

Staatlich geregelt (die Bezeichnungen können von Bundesland zu Bundesland variieren) sind die Weiterbildungen zur Fachkrankenschwester, zur Fachkinderkrankenschwester und zur Fachaltenpflegerin bzw. zum Fachaltenpfleger in der Psychiatrie, Gerontopsychiatrie, in der Gemeindepflege oder in der Rehabilitation, ferner die Weiterbildungen zur Fachkrankenschwester oder Fachkinderkrankenschwester in der Anästhesie und Intensivpflege, im Funktionsdienst bzw. Operationsdienst, in der Nephrologie, der Onkologie oder in der Hygiene.

Fachweiterbildungen werden berufsbegleitend in Kliniken absolviert und dauern zwei Jahre. Voraussetzung für die Ausbildung sind zwei Jahre Berufserfahrung. Davon sollte man min-

Unterrichtsschwerpunkte

destens sechs Monate in dem jeweiligen Fachgebiet gearbeitet haben. Der theoretische und praktische Unterricht umfasst im Schnitt 800 Stunden und wird zumeist in der eigenen Klinik erteilt. Die Schwerpunkte des Unterrichts sind dem jeweiligen Fachgebiet angepasst und variieren deshalb stark. Für die Arbeit in der Psychiatrie wird beispielsweise ein vertieftes Wissen über psychiatrische Erkrankungen, soziale Bedingungen und die Milieugestaltung benötigt. Eine Hygienefachkraft muss sich Wissen über pathologische Keime und deren Verbreitung aneignen und muss Methoden der Abtötung oder der Eindämmung dieser Keime kennen. Die Fachkompetenz für die Nephrologie ist spezifisch auf die Bedienung von Dialysegeräten und die gute psychische Betreuung der Patienten während der Dialysebehandlung ausgerichtet.

Ausbildungsfinanzierung

Die Fachweiterbildungen werden vom Arbeitgeber unter der Bedingung finanziert, dass sich die Betreffenden zu einer dreijährigen Arbeit in der Klink verpflichten.

UNSER TIPP Sollten Sie den Wunsch haben eine spezielle Fachweiterbildung zu absolvieren, empfiehlt es sich ein Haus mit der entsprechenden internen Weiterbildungseinrichtung zu suchen. Bewerbungen aus diesem Grund sind gängige Praxis.

WICHTIG

Intensivstationen, Operationsteams, Dialyseabteilungen, Schulungsstationen und psychiatrische Kliniken können ohne Pflegespezialisten keine qualifizierte Arbeit leisten. Folglich werden Pflegekräfte mit Fachweiterbildungen ständig gesucht. Eine Fachweiterbildung bietet sehr gute Chancen auf einen Arbeitsplatz.

Lehrerin und Lehrer für Pflegeberufe und Hebammenwesen

Aufgaben

Die Arbeit der Lehrerinnen und Lehrer für Pflegeberufe umfasst die Planung und Organisation von Lehrgängen an Krankenpflege-, Kinderkrankenpflege- oder Altenpflegeschulen. Neben dem Erteilen von Unterricht haben sie eine Fülle von administrativen Aufgaben zu erfüllen. Sie sind an der Auswahl der Bewerber beteiligt, organisieren und überwachen die Erfüllung der Stundenzahl in Theorie und Praxis und sind für den gesamten Prüfungsablauf zuständig. Neben den Arbeiten in der Schule leiten sie auch Schülerinnen und Schüler in der Praxis an, indem sie stundenweise auf einer Station oder in einer Abteilung mit ihnen zusammenarbeiten. In seltenen Fällen sind sie nur für den Unterricht zuständig, vor allem wenn sie stundenweise als Honorarkräfte arbeiten.

Einsatzgebiete

Lehrerinnen und Lehrer für Pflegeberufe und Hebammenwesen arbeiten vorwiegend in Kranken- und Kinderkrankenpflegeschulen, Altenpflegeschulen und Hebammenschulen sowie in internen Fort- und Weiterbildungseinrichtungen an Kliniken. Weiter können sie an allen Fachschulen tätig sein, die Fort- und Weiterbildungen für Pflegeberufe anbieten. Sie werden auch gern von Industriefirmen eingestellt und mit Produktschulungen für Pflegeutensilien betraut.

Ausbildung

Die Ausbildung zur Lehrerin bzw. zum Lehrer für Pflegeberufe kann von Kranken- und Kinderkrankenschwestern, Altenpflegerinnen und -pflegern sowie von Hebammen absolviert werden. Die Kurse finden in größeren staatlich anerkannten Weiterbildungseinrichtungen statt, deren Träger zumeist Kirchen, Gewerkschaften und Berufsverbände sind.

Die Ausbildung unterliegt Länderregelungen, die Bezeichnungen des Abschlusses unterscheiden sich deshalb. Die Ausbildung dauert in der Regel zwei Jahre (Vollzeit). An einigen Schulen ist auch eine berufsbegleitende Ausbildung innerhalb von drei Jahren möglich. Die Ausbildung umfasst zwischen 2 000 und 3 000 Unterrichtsstunden und enthält unterschiedlich lange Praxisphasen in Pflegeschulen.

Unterrichts-schwerpunkte

Die Unterrichtsschwerpunkte sind Fachdidaktik, Schulorganisation, Lehrertraining und Medienkunde. Des weiteren werden Grundlagen aus Wissenschaften wie Psychologie, Pädagogik, Recht, Soziologie und deren wissenschaftliche Methoden vermittelt. Die meisten Schulen sehen Projektphasen für kleine Untersuchungen oder fachdidaktische Ausarbeitungen vor.

Lehrerinnen und Lehrer an einer Pflegeschule erhalten eine höhere Einstufung im Krankenhaustarif. Das Nettoeinkommen

Vergütung

kann aber trotzdem geringer sein als vor der Ausbildung, da Zulagen, die aufgrund des Schichtdienstes gezahlt werden, wegfallen und man bei einer Neueinstellung im öffentlichen Dienst um eine Altersstufe zurückgestuft wird.

WICHTIG

Mit der Umstrukturierung im Gesundheitswesen kommt es zunehmend zu Zusammenschlüssen von Krankenpflegeschulen verschiedener Häuser. Diese größeren Ausbildungsstätten werden zunehmend Lehrerinnen und Lehrer mit einem akademischen Abschluss einstellen, da diese die naturwissenschaftlichen Ausbildungsanteile lehren können, die bisher von Ärzten unterrichtet worden sind. Auch für die Leitung der Schulen werden mehr und mehr Diplompflegepädagoginnen und -pädagogen eingestellt. Sie werden für die Lehrerinnen und Lehrer für Pflegeberufe eine ernst zu nehmende Konkurrenz. Diese Entwicklung steht erst am Anfang, aber Sie sollten überlegen, ob Sie sich nicht besser gleich für ein Studium entscheiden.

Pflegedienstleitung

Aufgaben

Pflegedienstleiterinnen und -leiter arbeiten zu Beginn ihrer Laufbahn häufig als so genannte „Oberschwestern" bzw. „Oberpfleger" einer bestimmten Abteilung, etwa einer chirurgischen Abteilung, oder als stellvertretende Leiter einer Klinik. Im Altenpflegebereich können sie häufig schon zu Beginn kleine Heime leiten. Die Arbeit umfasst die Einteilung der Arbeitskräfte im Pflegebereich, Sicherung der Qualität der Arbeit an den Patienten bzw. Bewohnern, wirtschaftliche Planung für den Verbrauch von Sachmitteln und vieles mehr. Pflegedienstleiterinnen und -leiter halten den Kontakt zur Gesamtleitung, wo sie auch Forderungen und Wünsche ihrer Abteilung vertreten. In Zusammenarbeit mit der Gesamtleitung sind sie dafür verantwortlich, Rahmenbedingungen zu schaffen, innerhalb derer die Pflegekräfte ihre Arbeit nach neuesten Erkenntnissen leisten können. Nach längerer Berufserfahrung können sie die Gesamtleitung einer Klinik übernehmen.

Pflegedienstleiterinnen und -leiter arbeiten in Kliniken, Altenheimen und Sozialstationen.

Einsatzgebiete

Die Ausbildung zur Pflegedienstleitung oder für die Leitung eines Krankenhauses oder Altenheimes kann von Kranken-, Kinderkrankenschwestern und Altenpflegerinnen und -pflegern absolviert werden. Sie ist von den Ländern geregelt und wird in Weiterbildungseinrichtungen des Gesundheitswesens angeboten.

Ausbildung

Die Zahl der Unterrichtsstunden variiert sehr stark. Es gibt Vollzeitkurse über zwei Jahre, die zwischen 2 000 und 3 000 Unterrichtsstunden umfassen. Die Ausbildung wird aber auch als Blockunterricht im Verlauf von drei Jahren angeboten. Unterrichtsschwerpunkte sind Organisation des Pflegedienstes, Planung von Personal- und Sachmittelbedarf, Betriebswirtschaftslehre und Personalführung.

Die Kurse, die speziell für in der Altenpflege Tätige gedacht sind, haben eine geringere Stundenzahl (560–1 500 Stunden). Der Schwerpunkt des Unterrichts liegt hier auf Organisation, Recht und Fragen der Führung und Leitung.

Vergütung

Bisher können Pflegedienstleiterinnen und -leiter Gehälter erzielen, die denen von Hochschulabgängern vergleichbar sind.

WICHTIG

Auch in diesem Bereich werden langfristig bevorzugt Studienabgänger der Pflegemanagementkurse eingestellt werden. Die Möglichkeit das Studium berufsbegleitend absolvieren zu können eröffnet Personen, die einen gewissen Lebensstandard halten wollen oder ihre Stelle nicht so ohne weiteres aufgeben können, eine gute Möglichkeit trotzdem zu studieren.

Fortbildungen in Gesundheitsfachberufen

Alternative Heilmethoden und Entspannungstechniken

Der Vorteil der Gesundheitsberufe besteht darin, dass sich immer neue Märkte auftun. Mit wachsendem Gesundheitsbewusstsein erfreuen sich alternative Heilmethoden und Entspannungstechniken großer Beliebtheit. Manche Anwendungen und Behandlungen werden von privaten Krankenversicherungen bezahlt. Viele Menschen sind allerdings auch bereit für solche Kurse und Seminare Geld auszugeben. Dem privaten Fitness- und Gesundheitsmarkt werden steigende Wachstumsraten vorausgesagt.

Finanzierung

Die entsprechenden Fortbildungsangebote wenden sich vorwiegend an Mitarbeiter aus Gesundheits- und Bewegungsberufen, beispielsweise Physiotherapeuten und Sportlehrer. Sie werden in der Regel berufsbegleitend angeboten, in einzelnen Kursen, die aufeinander aufbauen und oft an Wochenenden stattfinden. Diese Fortbildungen können dazu dienen, die bisherige Arbeit zu ergänzen und alternative Behandlungskonzepte zu integrieren. Sie befähigen aber auch oft dazu, selbst private Kurse oder Kurse an Volkshochschulen oder anderen Einrichtungen der Erwachsenenbildung anzubieten. Auch Selbsthilfegruppen und Familienbildungsstätten der Kirche bieten hier ein Arbeitsfeld.

Berufsbegleitende Kurse

Von den vielen alternativen Heil- und Entspannungsmethoden werden im Folgenden die wichtigsten vorgestellt.

Autogenes Training

Autogenes Training ist die am häufigsten angewandte Entspannungsmethode. Sie wird von vielen Ärzten und Lehrern oder Ausbildern als Stress- und Angstbewältigung empfohlen, sei es im Arbeitsleben, bei Prüfungsvorbereitungen oder zur Bewältigung seelischer Belastungen. Durch Selbstsuggestion wird eine Muskelentspannung im ganzen Körper bewirkt, die als Wärme und Schwere erlebt wird. Dadurch wird das vegetative Nervensystem beeinflusst und Herzschlag und Atmung werden gesteuert. Kurse für autogenes Training und Yoga werden auch an den Volkshochschulen angeboten.

Yoga

Yoga, eine Lebenslehre aus Indien, hat in den letzten Jahren die westliche Welt erobert. Sie geht auf eine Jahrtausende alte indische Schrift zurück. Basierend auf einer tiefen und ruhigen Atmung werden Bewegungen konzentriert und langsam ausgeführt. Der ganzheitliche Ansatz, der Geist, Körper und Seele einbezieht, ist für viele Menschen ein guter Ausgleich zum hektischen Berufsalltag. Yogakurse, an Volkshochschulen oder bei Managerseminaren, sind deshalb sehr gefragt und fast immer ausgebucht. Auch in der Schwangerschaftsgymnastik wird Yoga häufig eingesetzt. Eine Ausbildung zur Yogalehrerin oder zum Yogalehrer, die europäischem Standard entspricht, bietet der Berufsverband deutscher Yogalehrer e.V. an. Sie dauert nach dem Bausteinprinzip – Kurse werden aufs Wochenende oder in die Urlaubszeit gelegt – ungefähr vier Jahre und kostet etwa 15 000 DM. Nach dem ersten Jahr können die angehenden Yogalehrer selbst Kurse anbieten um Unterrichtspraxis zu erwerben.

Kursdauer

Shiatsu

Shiatsu, eine traditionelle japanische Massage, verbessert die Beweglichkeit und Haltung des Körpers und die Atmung. Durch das Lösen von Verspannungen heilt sie körperliche und seelischen Störungen bzw. beugt ihnen vor. Shiatsu wird in der Migräne- und Schmerztherapie eingesetzt. Die Kurse werden für Mitarbeiter der Gesundheitsfachberufe, aber auch für interessierte Laien angeboten und umfassen in der Regel etwa 300 Unterrichtsstunden.

Kursdauer

Akupressur

Akupressur ist eine alte chinesische Heilmethode. Die Behandlung mit leichtem Druck löst Verspannungen und Blockierungen und stellt das körperliche und seelische Gleichgewicht wieder her. Akupressur wird meist im Zusammenhang mit Shiatsu angewandt. Die Fortbildung dauert zwei Tage.

Tai Chi

Tai Chi ist eine Form der Meditation, die in China in Betrieben von Arbeitnehmern gemeinsam durchgeführt wird um Leistung und Zufriedenheit zu steigern. Tai Chi besteht in ausbalancierten Bewegungen, die auf nur einem Quadratmeter durchgeführt werden können und schrittweise erlernt werden. Die dazu erforderliche Konzentration wirkt beruhigend auf das gesamte Nervensystem. In den USA wird Tai Chi in der Geriatrie angewandt, denn wie Studien ergeben haben, wird das Gleichgewicht und die Gehsicherheit erhöht und die Sturzgefahr vermindert.

Einsatzfelder

Qigong

Qigong ist eine Heilgymnastik, die von chinesischen Mönchen entwickelt wurde um Bewegungsmangel auszugleichen und durch Vertiefung der Atmung die Organe zu kräftigen und ihre funktionsgerechte Arbeit zu erhalten. Durch gezielte Bewegungsübungen und den Wechsel von Anspannung und Entspannung wird Lockerung erreicht und die Atmung verbessert. Qigong wird sowohl zur Behandlung als auch zur Vorbeugung angewendet und ergänzt die Arbeit von Physiotherapeuten und Logopäden. Häufig wird sie in der Arbeit mit Behinderten, insbesondere mit behinderten Kindern, eingesetzt.

Rückenschulen

Rückenschulen und Rückenkurse verzeichnen seit einiger Zeit einen wahren Boom. Sie dienen der Behandlung von Rücken- und Wirbelsäulenbeschwerden und anderen Haltungsstörungen, werden aber vor allem als Prophylaxe für alle Berufsgruppen empfohlen, die schwer heben und tragen oder in ungünstiger Körperhaltung arbeiten müssen. Kurse für Rückenschul- und Rückenkurslehrerinnen bzw. -lehrer finden in Wochenendveranstaltungen statt. Sie umfassen 60–80 Unterrichtsstunden. Meist wird die Ausbildung in einem „Bewegungsfachberuf“ vorausgesetzt, einige Fortbildungsinstitute wenden sich aber auch an Mitarbeiterinnen und Mitarbeiter anderer Gesundheitsfachberufe.

Kursdauer

Feldenkrais

Der amerikanische Wissenschaftler Feldenkrais nennt die von ihm entwickelte Körperarbeitsmethode „Bewusstheit durch Bewegung“. Dabei geht es nicht darum, ob eine Bewegung richtig oder falsch ist, sondern man lernt den eigenen Bewegungsspielraum kennen und durch neue Bewegungen zu ergänzen. Ziel dieser Methode ist zugleich, den geistigen Horizont zu erweitern, aus den gewohnten Denk- und Handlungsschemata auszubrechen und Fehler als einen wichtigen Teil des Lernens zu akzeptieren. Dadurch soll ein Optimum an körperlicher und geistiger Beweglichkeit und Harmonie erreicht werden. In den anglo-amerikanischen Ländern ist die Feldenkrais-Methode längst etabliert und wird in Prophylaxe und Therapie erfolgreich eingesetzt (bei Multiple-Sklerose-Kranken, bei Unfallopfern und Wirbelsäulengeschädigten). In Deutschland gibt es erst sehr wenige Feldenkrais-Therapeuten. Die Ausbildung darf nur von speziell autorisierten Lehrerinnen und Lehrern durchgeführt werden.

Einsatzfelder

Weitere alternative Heilmethoden, die vor allem in der Pflege, aber auch in der Rehabilitation eingesetzt werden, sind Kinästhetik, Fußreflexzonenmassage, Basale Stimulation und Therapie nach der Bobath-Methode. Sie werden speziell für die einzelnen Gesundheitsberufe als Fortbildungen angeboten.

Die Fortbildungsangebote sind in der kostenlosen Broschüre „Bildung und Beruf" in den vom Arbeitsamt herausgegebenen Heften für die Weiterbildung beschrieben. Dasselbe gilt für Homöopathie, Aroma- und Bachblütentherapie. Auch über Zusatzausbildungen in Gesprächsführung und Supervision geben diese Hefte Aufschluss. Weitere Informationen enthält das Heft „Psychotherapie und verwandte Gebiete" aus derselben Reihe.

Schulung zum Ausbilder

Für alle diese Behandlungsmethoden kann man sich nach entsprechender Berufserfahrung und nach Absolvierung zusätzlicher Kurse als Ausbilder schulen lassen. Diese Fortbildungen sind weit umfangreicher als der Erwerb von Grundkenntnissen. Ein Grundkurs für Kinästhetik dauert meistens nur drei Tage, eine Ausbildung zur Kinästhetiktrainerin bzw. zum Kinästhetiktrainer dauert dagegen berufsbegleitend zwei Jahre. Ähnliches gilt für die anderen alternativen Behandlungsmethoden.

Studiengänge für Gesundheitsfachberufe

Die Umbrüche im Gesundheitswesen bringen es mit sich, dass immer mehr qualifizierte Fachkräfte außerhalb der klassischen Studienbereiche wie Medizin und Sozialwesen ausgebildet werden müssen.

Fachhochschulen

An Fachhochschulen kann man Diplom-Ingenieurstudiengänge für Augenoptik, Medizintechnik mit unterschiedlichen Schwerpunkten, Orthopädie- und Rehatechnik und Medizininformatik absolvieren. An Universitäten ist Medizininformatik ein Schwerpunkt- oder Nebenfachangebot innerhalb des Informatikstudiums.

Universitäten

UNSER TIPP Falls Sie sich für einen der hier aufgeführten Studiengänge interessieren, geben Sie in den Berufsinformationszentren der Arbeitsämter in das Computerprogramm „KURS DIREKT" den Namen des Studienganges ein. Sie erhalten dann die Adressen der jeweiligen Fachhochschulen und Universitäten, die diese Studiengänge anbieten.

Pflegestudiengänge

Anfang der Neunzigerjahre wurden zunehmend Pflegestudiengänge, wie Pflege, Pflegemanagement und Pflegepädagogik, eingerichtet. Weitere Schwerpunkte, die Pflege und Gesundheit betreffen, sind angewandte Gesundheitswissenschaften und Gerontologie.

Mittlerweile werden in allen Bundesländern Pflegestudiengänge angeboten. Einige Universitäten und Fachhochschulen haben die Anfangsschwierigkeiten bereits überwunden. Andere Standorte sind erst im Aufbau begriffen. Studien- und Prüfungsordnungen sind noch nicht endgültig genehmigt und vieles kann sich innerhalb kurzer Zeit noch verändern. Aus diesem Grund werden die einzelnen Standorte mit ihren Studiengängen hier nicht im Einzelnen aufgezählt. Die Berufsbildungszentren der Arbeitsämter informieren darüber sehr gut.

Aufbau-situation

UNSER TIPP Die Zugangsvoraussetzungen können von Bundesland zu Bundesland leicht variieren. Deshalb sollten Sie, wenn Sie sich für einen Studienort entschieden haben, die dortige Studienberatung um Informationsmaterial bitten. Die Informationen aus den Schriften sind jedoch teilweise missverständlich oder unvollständig. Sie sollten deshalb einen persönlichen Beratungstermin in der Studienberatung in Anspruch nehmen.

Zugangsvoraussetzungen

Für alle Fachhochschulen wird mindestens die Fachhochschulreife und für Universitäten die allgemeine Hochschulreife verlangt. Die häufig zu findende Information, dass ein Zugang auch ohne Abitur möglich ist, ist in dieser Kürze nicht richtig. In einigen Bundesländern (Baden-Württemberg, Hamburg, Hessen, Mecklenburg-Vorpommern) besteht die Möglichkeit eine Zugangsprüfung für „besonders begabte Berufstätige“ abzulegen, die dann zum Studium – jedoch nur in Pflegestudiengängen – berechtigt. Diese Prüfungen finden zumeist nur einmal im Jahr statt. Nach der termingerechten Anmeldung muss noch einige Zeit für die inhaltliche Vorbereitung eingeplant werden. Je nach Vorbildung kann das ein halbes bis drei viertel Jahr sein. Pflegekräfte, die eine Weiterbildung absolviert haben, bringen für diese Prüfung die besten Voraussetzungen mit.

An der Universität Bremen kann man das Lehramt Pflegewissenschaft ohne allgemeine Hochschulreife studieren, wenn man vorher zwei Semester erfolgreich am Propädeutikum teilgenommen hat.

Bewerberinnen und Bewerber für die Zugangsprüfungen müssen eine Berufsausbildung in einem Pflegeberuf und im Schnitt drei Jahre Berufserfahrung mitbringen. In Bremen muss man Fortbildungen oder eine Weiterbildung als Fachschwester oder Lehrerin bzw. Lehrer für Pflegeberufe vorweisen um am Propädeutikum teilnehmen zu können.

Zugangsbeschränkung

Fast alle Pflegestudiengänge haben Zugangsbeschränkungen. Der Numerus clausus liegt zumeist deutlich über 2,0.

An Fachhochschulen gibt es achtsemestrige Vollzeitstudiengänge mit integrierten berufspraktischen Semestern und neunsemestrige berufsbegleitende Studiengänge. Für berufsbegleitende Studiengänge, die vor allem fürs Pflegemanagement angeboten werden, ist wegen der geforderten Berufstätigkeit neben dem Studium ein Abschluss in einem Pflegeberuf unabdingbar.

Viele Fachhochschulen verlangen aber auch für die Vollzeitstudiengänge eine abgeschlossene Pflegeausbildung, eine Besonderheit, die für grundständige Studiengänge völlig unüblich ist. Diese Besonderheit wird wahrscheinlich an manchen Fachhochschulen noch eine Weile bestehen. Einige Fachbereiche lassen jedoch Abiturienten zu, die vor dem Studium drei Monate bis ein halbes Jahr ein Vorpraktikum in der Pflege absolviert haben. Andere Fachhochschulen sind damit befasst, ihre Zugangsvoraussetzungen entsprechend zu normalisieren.

Alle Studiengänge an Universitäten sind Vollzeitstudien mit einer achtsemestrigen Regelstudienzeit. Die praktischen Anteile sind dort geringer.

Weiterbildungen an Hochschulen

An manchen Fachhochschulen und Universitäten kann man Zertifikate erwerben, die einer Weiterbildung entsprechen.

So bietet die Fachhochschule Frankfurt eine Weiterbildung für Sozialrecht oder Gesprächsführung an. Die Universität Karlsruhe bietet Kontaktstudiengänge „Vernetzung in der Pflege" und „Psychologische Gesundheitsförderung", die ebenfalls mit einem Zertifikat abschließen.

Finanzierung

Die Teilnahme an diesen Weiterbildungsstudiengängen muss selbst finanziert werden. Sie sind zumeist für Menschen gedacht, die in einem bestimmten Bereich tätig sind, der diese zusätzliche Qualifikation erfordert. Wenn der Arbeitgeber an Mitarbeitern mit dieser Qualifikation interessiert ist, gewährt er häufig Dienstbefreiung für diese Weiterbildung.

Selbstständigkeit

Ambulante Versorgung

Die Umsetzung des Vorrangs von ambulanter vor stationärer Betreuung setzt voraus, dass genügend ambulante pflegerische und therapeutische Angebote vorhanden sind. Im Bereich der Physiotherapie, der Massage und der Augenoptik bestehen bereits sehr viele Praxen und Betriebe. Trotzdem wird es weiter möglich sein sich in diesen Bereichen selbstständig zu machen. Ambulante Dienste und Praxen selbstständiger Ergotherapeutinnen,

Logopädinnen, Motopädinnen bzw. ihrer männlichen Kollegen und gesundheitshandwerkliche Betriebe sind noch nicht in ausreichender Zahl vorhanden, selbst wenn die ersten Konkurse in diesem Bereich anscheinend dagegen sprechen.

Kaum bekannt ist, dass sich auch medizinisch-technische Assistentinnen und Assistenten selbstständig machen können. Der Berufsverband der technischen Assistenten in der Medizin bedauert, dass nur wenige diesen Schritt wagen.

Verdienstmöglichkeiten

Die Verdienstmöglichkeiten sind in der Selbstständigkeit sehr unterschiedlich. Nach Angaben des Arbeitsamtes verdienen Masseure und medizinische Bademeister zwischen 4 000 und 9 000 DM vor Steuer. Dieser Betrag ist nur scheinbar hoch, denn es besteht keine Sozialversicherung und im Falle einer Erkrankung und im Urlaub hat man keine Einkünfte.

UNSER TIPP Insgesamt ist es nach wie vor in allen Bereichen des Gesundheitswesens aussichtsreich eine selbstständige Tätigkeit aufzunehmen. Wichtig ist eine gründliche Vorbereitung dieses Schrittes – gerade wenn man als Angestellte bzw. als Angestellter in einem Krankenhaus gearbeitet hat und wenig über die Kostenseite für Personal- und Sachmittel weiß. Bevor man einen eigenen Betrieb gründet, sollte man sich mit diesen Fragen eingehend befassen.

Die Angehörigen der handwerklichen Gesundheitsfachberufe müssen sich bei Fragen zur Selbstständigkeit an ihre Innung wenden. Alle Innungen bieten mittlerweile Existenzgründerseminare an und beraten auch individuell.

Antrag auf Selbstständigkeit

Die gesetzlichen Krankenkassen teilen sich die Bearbeitung der Anträge auf Selbstständigkeit für die verschiedenen Gesundheitsfachberufe. Interessierte müssen sich erkundigen, welche Krankenkasse in ihrem Bundesland für ihren Beruf zuständig ist. Sie müssen zusätzlich einen Antrag bei den Ersatzkassen stellen, damit sie für alle Kassen zugelassen sind.

Die in Gesundheitsfachberufen der Pflege und Rehabilitation Tätigen erhalten in diesen Fragen Unterstützung von ihren Berufsorganisationen. Dort erfahren sie neben Einzelheiten über die strukturellen Gegebenheiten, ob sie die notwendigen Voraussetzungen erfüllen, ob die anvisierten Räume und deren

Ausstattung den Anforderungen entsprechen und welche Schritte gegenüber den Krankenkassen einzuleiten sind um einen Versorgungsauftrag oder eine Zulassung zu erhalten.

PRAXISBERICHT

Interview mit einem 40-jährigen Physiotherapeuten, der sich nach fünf Jahren Angestelltentätigkeit selbstständig gemacht hat

Frage: Was gefällt Ihnen an Ihrem Beruf?

Vorteile

Antwort: Dieser Beruf erfüllt zwei Bedingungen, die für mich wichtig sind. Ich wollte mit dem Körper arbeiten, und zwar mit meinem eigenen und dem fremden Körper. Außerdem sollte damit Kommunikation, ein Aufeinander-Zugehen, ein Kennenlernen, ein ständiges Sich-wieder-neu-Entdecken verbunden sein. An meinem Beruf gefällt mir diese unglaubliche Kreativität, die entsteht. Am Anfang sagt jemand: „Also die Hüfte, das ist immer das Gleiche." Das stimmt aber gar nicht. Man kann tausende von so genannten „selben Sachen" behandeln, aber bei jedem kommt eine andere Nuance zum Vorschein. Ich muss auf die Bedürfnisse der Betroffenen reagieren. Es ist also ein ständig anderes Herangehen an das vermeintlich Gleiche und damit eine ständige Abwechslung.

Frage: Was gefällt Ihnen an Ihrem Beruf nicht?

Nachteile

Antwort: Was mir nicht gefällt, ist die große Abhängigkeit vom Gesundheitssystem, vor allem vom ärztlichen Standpunkt her gesehen. Die Ärzte fördern leider sehr stark den Gedanken, der Krankengymnast entspreche einem Klempner, bei dem man repariert wird. Patienten, die das glauben, sind schlecht zu behandeln und wenig motiviert etwas zu tun.

Schlimm ist auch die Verwaltungsarbeit, die mit allem verbunden ist und gleichzeitig ein Geringschätzen des Persönlichen bedeutet. Man kann sich nicht auf den Menschen konzentrieren, der mit einem Problem kommt, sondern dieser wird von allen Seiten verwaltet. In unserem Bereich nimmt das ständig zu. Wir verwalten die Leute eher statt sie zu begleiten. Wir sind ständig damit beschäftigt, aufzuschreiben, was wir bei dem Betroffenen gemacht haben und was er gesagt hat. In dieser Zeit könnte ich ihn auch behandeln. Unser Gesundheitssystem fördert die Denkweise, dass Patienten Nummern sind. Das stört mich sehr.

Frage: Wie sollte man sich vorbereiten, bevor man sich selbstständig macht?

Antwort: Man muss zunächst einmal die formalen Voraussetzungen erfüllen. Es gibt Richtlinien, die Kassenzulassungsvoraussetzungen, die bestimmte räumliche und fachliche Bedingungen fordern. Die Einzelheiten kann man bei der Krankenkasse oder bei den Berufsverbänden erfragen. Diese Liste ist in meinen Augen ein Mindeststandard, der in keiner Weise berücksichtigt, dass ich einen Wirtschaftsbetrieb eröffnen will. In diesen Richtlinien werden Wirtschaftlichkeitsrechnungen nicht berücksichtigt, wie ich also den Betrieb aufbaue, welches Kapital ich einsetzen muss, welche Dividende ich erwirtschaften muss, wie weit ich in meiner Verschuldung gehen kann, wie viel Arbeitszeit ich einsetzen und dabei auch bereit sein muss finanziell zurückzustecken. All dies ist in den Richtlinien nicht erwähnt. Viele gehen noch immer an den Beruf in dem Glauben heran, dass sie ihn nebenher in vielleicht sechs Stunden am Tag erledigen können. Sie wachen spätestens dann auf, wenn sie merken, dass dies ein Vollzeitjob ist, der eher mehr als acht Stunden am Tag beansprucht.

Vorbereitung

Ich persönlich habe mir gesagt, dass ich vorher in einer Praxis Erfahrung sammeln muss. Die zweijährige Voraussetzung als Angestellter sozialversicherungspflichtig gearbeitet zu haben reichte mir nicht. Ich wollte als Freiberufler schon vorher wie ein Selbstständiger in einer Praxis arbeiten. Zu wissen, wie ich mit Krankenkassen abrechne, wie viel ich an finanziellen Mitteln brauche, ab wie vielen Behandlungen ich zurechtkomme – diese Erfahrung wollte ich sammeln und das habe ich auch getan. Dann habe ich ein drei viertel Jahr lang geplant und überlegt, wo ich eine Praxis eröffnen kann. Man rechnet ungefähr für 3 000 Einwohner einen Krankengymnasten, damit die Struktur Erfolg versprechend ist. Es kann auch noch einigermaßen klappen, wenn ein Krankengymnast auf 2 000 Einwohner kommt.

Praxisgröße

Ich habe mir auch vorher überlegt, wie groß meine Praxis werden soll. Es gibt vier verschiedene Sektoren von der Größe her gesehen. Da wäre zunächt die Kleinstpraxis, in der ich ganz alleine arbeite. Als Nächstes könnten neben mir noch bis etwa drei Angestellte arbeiten. Im dritten Fall hat man noch mehr Angestellte. Man muss allerdings wissen, dass man sehr viel mit Verwaltung zu tun hat. Dieser dritte Weg ist meiner Meinung nach wirtschaftlich weniger ratsam. Lieber sollte man gleich den ganz großen Sprung wagen und mit mehr als zehn bis zwölf Angestellten arbeiten.

Praxisgemeinschaft

Über eine weitere Sache muss man sich vorher Klarheit verschaffen, nämlich die Frage, ob man der alleinige Betreiber einer Praxis sein oder ob man eine Praxisgemeinschaft gründen will. Wenn ich in Ruhe Freizeit haben und auch Urlaub machen will, dann ist eine Gemeinschaftspraxis ratsam, sonst beschneide ich mich sehr.

Über all diese Punkte muss man sich vorher klar sein, denn sobald man in der Mühle drin ist, kann man kaum noch etwas ändern. Man kann zwar alleine anfangen, muss aber geeignete Voraussetzungen schaffen, sodass man später auch jemanden einstellen kann ohne dann gleich wieder umziehen zu müssen. Um zu wissen, wie eine Praxis sinnvollerweise aussehen sollte, wenn man einen Partner dazunehmen will, habe ich mir verschiedene Praxen angesehen. Ich bin herumgefahren und habe Kollegen gebeten mit mir über ihre Erfahrungen zu sprechen und mir ihre Praxen zu zeigen. Außerdem hatte ich vorher verschiedene Praxen gesehen, bei denen ich mich als freier Mitarbeiter beworben hatte.

Ich habe damals alleine angefangen und schon bald einen Partner in die Praxis aufnehmen können. Mittlerweile haben wir eine Angestellte an der Rezeption und eine angestellte Physiotherapeutin. Außerdem arbeiten noch stundenweise freiberuflich Physiotherapeuten mit.

Ich hatte das Glück so günstige räumliche Voraussetzungen (was am Anfang etwas teuer war) zu haben, dass ich noch immer in den gleichen Räumen bin.

Der Arbeitsmarkt

Die Ausbildungs- und Beschäftigungssituation im Gesundheitswesen unterlag schon immer großen Schwankungen. In regelmäßigen Abständen kam es zu einem Mangel an ausgebildetem Pflegepersonal, sodass man sogar von „Pflegenotstand" sprach. Mit der Erweiterung der medizinischen Diagnostik und Versorgung benötigte man immer mehr Personal. In Zeiten der Vollbeschäftigung führte dies zu Sonderprogrammen zur Anwerbung von Pflegepersonal in außereuropäischen Staaten. Als Mitte der Siebzigerjahre die geburtenstarken Jahrgänge auf den Ausbildungsmarkt drängten, kam es kurzfristig zu Wartezeiten an Krankenpflegeschulen. Auch bei Ausbildungen zu anderen Gesundheitsfachberufen entstanden Wartezeiten. Die letzten Jahre zeigen wieder die schnellen Veränderungen am Ausbildungsmarkt. So hatten die Krankenpflegeschulen Anfang der Neunzigerjahre Schwierigkeiten die Ausbildungsplätze zu besetzen. Seit 1996 kamen dagegen bis zu 1000 Bewerbungen auf nur 20 bis 30 Ausbildungplätze.

Pflegenotstand

Insgesamt nimmt die Zahl der im Gesundheitswesen Tätigen zu. So stieg allein von 1995 bis 1996 die Anzahl der Pflegekräfte um 47000 Personen, die Zahl der Sprechstundenhilfen um 34000 Personen, der in der Rehabilitation Tätigen um 12000 und der Assistenzberufe Ausübenden um 5000 Personen. Prozentual gesehen ist vor allem bei der zuletzt genannten Berufsgruppe ein besonders starker Anstieg zu verzeichnen, was sich auch in der Zunahme der Ausbildungsstätten zeigt. Allein im Zeitraum von 1993 bis 1997 hat sich die Zahl der Schulen für Physiotherapie, Logopädie, Ergotherapie, Diätassistenz und Rettungsassistenz fast verdoppelt. Dieser Anstieg ist nicht nur in den neuen Bundesländern zu verzeichnen. Die Zahl der Krankenpflege-, Hebammen- und Orthoptistenschulen und der Schulen für Masseure ist in diesem Zeitraum dagegen gleich geblieben.

Zunahme der Beschäftigten

Trends

Es ist schwierig die Trends genau zu beurteilen, denn in den Jahren zwischen 1989 und heute haben sich zwei große Veränderungen ergeben, die unabhängig voneinander Einfluss auf den Arbeitsmarkt im Gesundheitswesen hatten. Einmal wurden bei der Wiedervereinigung der beiden deutschen Staaten die Strukturen des Gesundheitswesens denen der alten Bundesländer angepasst. Dies führte in den neuen Bundesländern dazu, dass im Bereich des Gesundheitswesens Arbeitsplätze und Ausbildungsplätze entstanden, die in der Form dort bisher nicht existierten. Die Arbeitsplätze für die Krankenpflege wiederum, die in großer Zahl vorhanden waren, wurden stark reduziert. Weitere Veränderungen gab es im Zuge der Gesetzesreformen im Gesundheitswesen. 1995 wurde das Pflegeversicherungsgesetz eingeführt. Die so genannte „freie Kassenwahl" führte dazu, dass die Krankenkassen einige Zeit eine Fülle von präventiven Maßnahmen anboten, die beispielsweise Diätassistentinnen, Physiotherapeutinnen und Pflegekräften die Möglichkeit gaben Kurse anzubieten, deren Kosten von den Krankenkassen übernommen wurden.

Ambulante Dienste

Schon vor dem In-Kraft-Treten der Pflegeversicherung wurden in Erwartung der prognostizierten Arbeitsmarktchancen private ambulante Dienste gegründet, neue Alteneinrichtungen eingerichtet oder bestehende Alteneinrichtungen um neue Angebote wie Kurzzeitpflege oder Tagespflege erweitert.

Ungenaue Angaben

Die Beurteilung der Trends für einzelne Berufe wird weiter dadurch erschwert, dass die Angaben zu Gesundheitsfachberufen ungenau und oft auch widersprüchlich sind. Dies ist unter anderem durch die Klassifizierung der Berufe durch das Arbeitsamt und die statistische Erfassung begründet. Insgesamt werden den Pflegeberufen zwei Berufskennziffern zugeordnet. Danach werden die Pflegekräfte mit dreijähriger Grundausbildung unter Ziffer 853 und die Helfer in der Krankenpflege unter Ziffer 854 eingeordnet. Hierin sind auch die Hebammen und Rettungssanitäter erfasst. Nicht erfasst wird die Altenpflege, die nach Lesart des Arbeitsamtes kein Beruf der Grundbildung ist. Eine Differenzierung nach den verschiedenen Aus- und Weiterbildungsmöglichkeiten und der beruflichen Hierarchie lässt sich aus den Daten des Arbeitsamtes nicht ablesen. Für die anderen

Gesundheitsfachberufe gibt es ebenso grobe Einteilungen. So werden unter der Ziffer 855 Diätassistentinnen, pharmazeutisch-technische Assistentinnen und -assistenten und verwandte Berufe zusammengefasst. In den Statistiken der Landes- und Bundesämter werden zu den Gesundheitsfachberufen nur für einige Bereiche wie Krankenhäuser, Rehabilitationskliniken und Gesundheitsämter detailliertere Angaben gemacht.

Statistische Angaben

Hoher Frauenanteil

In den Gesundheitsfachberufen arbeiten ca. 87 % Frauen. Von den insgesamt 1,73 Millionen Beschäftigten sind 53 % in Krankenpflegeberufen und 29 % als Sprechstundenhilfe tätig, davon insgesamt 52 000 selbstständig. Die mit 32 000 Personen größte Gruppe unter den Selbstständigen sind die Physiotherapeutinnen, Masseurinnen und medizinischen Bademeisterinnen bzw. ihre männlichen Kollegen. In den genannten 1,73 Millionen sind die in der Altenpflege Tätigen und die Beschäftigten im Handwerk wie Optiker, Hörgeräteakustiker und Orthopädieschuhmacher nicht enthalten.

Der Sachverständigenrat für die Konzertierte Aktion im Gesundheitswesen geht in seinem Sondergutachten von 1996 davon aus, dass die Zahl aller im Gesundheitswesen direkt Beschäftigten etwa 3,1 Millionen Personen ausmacht. Hinzu kämen noch 1,1 Millionen Personen, die indirekt durch den Gesundheitssektor Arbeit haben. Nach Meinung der Experten ist im Bereich der medizinischen und pflegerischen Dienste, die ausgesprochen dienstleistungsorientiert sind, eine Ausweitung der Beschäftigung zu erwarten. Ausgesprochen dienstleistungsorientiert ist vor allem die Arbeit der Pflegefachkräfte. Diese verstärkte Nachfrage hängt unter anderem mit der steigenden Zahl älterer Patienten zusammen. Eine Zunahme ist nach Expertenmeinung auch bei qualifizierten Dienstleistungstätigkeiten im Gesundheitswesen wahrscheinlich. Dazu zählen die Bereiche der Forschung, Entwicklung, Organisation, Management, Beratung, Publikation, Lehre und Betreuung. Hier gewinnen die neuen Studiengänge für Pflege, Pflegemanagement, Pflegepä-

Zunahme der Beschäftigung

dagogik, Medizin-Informatik, Orthopädie- und Rehatechnik und unterschiedliche Medizintechnik-Studiengänge an Bedeutung.

Die Hauptarbeitgeber

Trotz der Devise „ambulant vor stationär" sind die meisten Personen mit Gesundheitsfachberufen in Krankenhäusern und Vorsorge- und Rehabilitationseinrichtungen tätig. Ein weiterer großer Bereich vor allem für Alten- und Krankenpflegepersonal sind die Altenheime und die ambulanten Dienste.

Ausbildungsplätze

Die Hauptarbeitgeber bieten nicht nur die meisten Arbeitsplätze, sondern hier findet sich auch die überwiegende Anzahl der Ausbildungsplätze. Kranken- und Kinderkrankenpflegeschulen sind an Krankenhäuser angegliedert. Die Schulen für andere Gesundheitsfachberufe sind, wenn sie staatlich und damit weitgehend gebührenfrei sind, ebenfalls an Krankenhäusern zu finden, die Ausbildungsplätze für die Altenpflege in Altenheimen und in Fachschulen unterschiedlicher Trägerschaft.

Krankenhäuser

Der traditionellste Arbeitsplatz im Gesundheitswesen ist das Krankenhaus. Krankenhäuser sind vor allem für die Akutversorgung bei plötzlich auftretenden Krankheiten oder bei Verschlechterungen von bestehenden Krankheiten zuständig.

WICHTIG

Laut Statistischem Bundesamt waren Ende 1996 in den 2 269 Krankenhäusern in Deutschland 1 151 000 Personen beschäftigt, davon ca. 420 000 als Pflegekräfte, 48 000 Personen in der Diagnostik und 22 000 in der Rehabilitation. Im Bereich der Primärversorgung sind im Krankenhaus vor allem für Diätassistentinnen und -assistenten in größerer Zahl Stellen zu finden. Krankenhäuser sind zu über 40 % in freigemeinnütziger bzw. öffentlicher und zu 18,3 % in privater Hand. Die Bezahlung in Krankenhäusern orientiert sich an den Tarifen für Bund, Länder und Gemeinden.

Vom Auftrag der Krankenhäuser ist abhängig, welche Arbeitsplätze für die verschiedenen Berufsgruppen angeboten werden. Universitätskliniken und Allgemeinkrankenhäuser haben viele Fachabteilungen. Kleinere Plan- oder Belegkrankenhäuser bieten nicht allen Berufsgruppen einen Arbeitsplatz. Pflegekräfte, die 40 % aller in Krankenhäusern Tätigen ausmachen, haben den Vorteil, dass sie in jedem Haus gebraucht werden. Außerdem werden sie häufig in Tätigkeiten eingearbeitet, die eigentlich eher medizinischen Assistenzberufen vorbehalten sind. So arbeiten sie in EKG-Abteilungen oder bereiten endoskopische Untersuchungen vor.

Großes Einsatzgebiet für Pflegekräfte

Für Kinderkrankenschwestern und Hebammen sieht die Situation anders aus. Nur wenige Häuser haben Kinderabteilungen und viele gynäkologische Abteilungen sind mittlerweile abgebaut worden.

Auch die anderen oben vorgestellten Berufsgruppen sind nicht in allen Häusern zu finden. In den 2 040 Allgemeinkrankenhäusern beispielsweise arbeiten in 111 Häusern Zytologieassistentinnen und -assistenten, in 552 Häusern pharmazeutisch-technische Assistentinnen und -assistenten, in 339 Häusern Logopädinnen und Logopäden und in 537 Häusern Ergotherapeutinnen und -therapeuten.

Universitätskliniken

Universitätskliniken, die auch zur Forschung verpflichtet sind, bieten für Tätige aus allen vorgestellten Berufsgruppen einen Arbeitsplatz. Hier gibt es auch Stellen für medizinische Dokumentaristinnen und Dokumentaristen. Sie betreuen Forschungsarbeiten mit, wobei sie den Verlauf von Studien und die schriftlichen Aufzeichnungen überwachen.

An Universitätskliniken finden sich große spezielle Labors, außerdem werden neue Techniken für Diagnostik und Operationen eingesetzt. Auf den Stationen werden Patienten mit außergewöhnlichen Krankheitsbildern betreut. Häufig werden auch neue besondere Therapiemethoden eingesetzt. Das bedeutet, dass sich Angestellte in Universitätskliniken sehr spezielles Wissen aneignen müssen und sich auch in besonderer Weise fortbilden können.

Die Arbeitsatmosphäre

Die Größe eines Hauses hat Auswirkungen auf die Arbeitsatmosphäre. Menschen, die eine sichere und überschaubare Umgebung für ihre Arbeit bevorzugen, sind in Universitätskliniken weniger gut aufgehoben. Hier sind die Abteilungen zumeist auf viele einzelne Gebäude auf einem großen Gelände verteilt. Patienten müssen für Untersuchungen manchmal sehr lange in anderen Abteilungen warten. Mit dem Unmut, der sich bei den Patienten aufbaut, ist vorrangig das Pflegepersonal konfrontiert. Junge Mediziner betrachten die Arbeit an Universitätskliniken vor allem als Sprungbrett für eine spätere Karriere; sie sehen ihre Forschungen und Weiterbildung als vorrangig an und sind wenig für die alltäglichen Belange ansprechbar. Auch dies muss zumeist durch das Pflegepersonal ausgeglichen werden.

Universitätskliniken

Auch in anderen Berufen Tätige kämpfen mit unnötigem Stress, der durch organisatorische Schwierigkeiten bedingt ist. Diese strukturellen Gegebenheiten führen häufig dazu, dass sich die verschiedenen Abteilungen das Leben gegenseitig schwer machen, da jede glaubt besonders benachteiligt zu sein.

Großkrankenhäuser

Die meisten großen Krankenhäuser sind für Akutfälle zuständig und das Personal muss sehr oft flexibel auf Notfälle und besondere Ereignisse reagieren. So kann ein großer Unfall, in dessen Folge zahlreiche Patienten eingeliefert werden, zu einem plötzlichen Arbeitsanfall führen, der jegliche Planung des Tages verändert. Aber schon die vielen kleinen Anpassungen an neue Gegebenheiten – trotz voller Station muss noch dringend eine Patientin aufgenommen werden oder die Verschlechterung im Zustand eines Patienten erfordert eine Umstellung des Arbeitsablaufes – sind für manche Menschen schwierig.

Menschen, die einen relativ anonymen Arbeitsplatz wünschen, eine klare Vorstellung von ihrer Arbeit haben und sich gegenüber diesem Stress gut abgrenzen können, sind in großen Kliniken wie Universitäts- und Kreiskrankenhäusern und städtischen Kliniken gut aufgehoben.

Belegkrankenhäuser

Ruhigere Arbeitsplätze finden sich in Belegkrankenhäusern. Hier versorgen niedergelassene Ärzte ihre Patienten stationär. Die Arbeit ist überschaubarer, da vorwiegend planbare Operationen, Geburten und langfristige Weiterbehandlungen nach einer akuten Krankheit anstehen. Krankengymnastische Abteilungen, Labors oder Röntgenabteilungen fehlen hier allerdings häufig.

Vorsorge- und Rehabilitationseinrichtungen

In Vorsorge- und Rehabilitationseinrichtungen finden vorwiegend so genannte Heilanschlussbehandlungen statt. Hier werden Menschen aufgenommen, die die akute Phase ihrer Krankheit überwunden haben, aber noch nicht so weit mobilisiert sind, dass sie zu Hause zurechtkämen.

WICHTIG

Die Zahl der Vorsorge- und Rehabilitationseinrichtungen steigt seit einigen Jahren ständig. Der Zuwachs ist vor allem in den neuen Bundesländern zu verzeichnen. Auf die größere Bettenzahl verteilten sich jedoch 1996 die gleiche Anzahl von Patienten wie 1995, wodurch die Bettenauslastung um 5,5 % zurückgegangen ist.
1996 arbeiteten 118 364 Personen hauptamtlich in Vorsorge- und Rehabilitationseinrichtungen. 23 % entfielen auf den medizinisch-technischen Dienst, 19 % auf den Wirtschafts- und Versorgungsdienst und 19 % auf das Pflegepersonal. Von den 26 500 Personen, die zum medizinisch-technischen Dienst gerechnet werden, sind die größten Gruppen die 6 700 Krankengymnastinnen und -gymnasten, die 5 230 Sozialarbeiterinnen und Sozialarbeiter, die 5 090 Masseure und medizinischen Bademeister sowie die 2 730 Psychologinnen und Psychologen. Vorsorge- und Rehabilitationseinrichtungen sind zu 61 % in privater, zu 24 % in freigemeinnütziger und zu 15 % in öffentlicher Hand.

Zuwachs an Rehaeinrichtungen

Die Arbeitsatmosphäre

Vergütung

In den meisten Häusern in privater Trägerschaft werden die Tarife frei ausgehandelt, sie sind meist geringer als im öffentlichen Dienst. Dafür hat man in der Regel größeren Einfluss auf die Rahmenbedingungen der Arbeit. Begründete notwendige Anschaffungen werden sehr schnell genehmigt, da die umständ-

Privatkliniken

lichen Wege des öffentlichen Dienstes entfallen. Private Kliniken werden als Dienstleistungsunternehmen betrachtet und zumeist wird alles, was den Service für die „Kunden“ verbessert, wohlwollend geprüft. Viele Mitarbeiterinnen und Mitarbeiter fühlen sich hier gut aufgehoben, weil sie oft viel Spielraum für Eigeninitiative haben.

In Rehabilitationskliniken arbeitet ein multiprofessionelles Team zusammen, das gleich bei der Aufnahme der Patienten einen Behandlungsplan erstellt. Die Arbeit ist besser zu planen, da für alle Patienten ein geregelter Tagesplan besteht, für dessen Einhaltung sich sowohl die Patienten als auch die Mitarbeiterinnen und Mitarbeiter verantwortlich fühlen. Es bleibt mehr Zeit für Beratung und individuelle Betreuung der Patienten als im Krankenhaus. Wer Lust am pädagogischen Arbeiten hat und nicht unbedingt nur Unterricht in der Ausbildung erteilen will, kann sich in der Angehörigenbetreuung engagieren, eine Arbeit, der immer mehr Bedeutung zugemessen wird.

Berufsgruppen

Rehabilitationskliniken sind der ideale Arbeitsplatz für Physiotherapeutinnen und -therapeuten, Masseurinnen und Masseure, medizinische Bademeister, Ergotherapeutinnen und -therapeuten sowie Logopädinnen und Logopäden, die sich auf die Selbstständigkeit vorbereiten. Sie treffen hier auf die gleichen Probleme wie später in der eigenen Praxis. Ähnliches gilt für Pflegekräfte, die eine Schulung als spezielle Berater anstreben. Sie können später als Diabetiker-, Inkontinenz- oder Stomaberater arbeiten.

Altenheime und Altenzentren

In Altenheimen und Altenzentren werden Menschen betreut, die sich entschieden haben im Alter in spezielle Wohneinrichtungen umzuziehen oder die so großer Pflege bedürfen, dass sie auf einer Pflegestation aufgenommen werden müssen. Manchmal müssen auch junge Menschen dort leben, z. B. wenn sie durch Koma, multiple Sklerose oder Spätfolgen chronischen Alkoholmissbrauchs trotz amulanten Dienstes nicht mehr zu Hause versorgt werden können.

WICHTIG

Zu den in Altenheimen und Altenzentren beschäftigten Personen liegt keine statistische Erfassung vor. Nach Schätzungen sind ca. 300 000 Pflegepersonen in diesem Bereich tätig. Hier arbeiten auch Physiotherapeutinnen, Ergotherapeutinnen, Motopädinnen und Fußpflegerinnen bzw. ihre männlichen Kollegen, und zwar häufig als Honorarkräfte, da viele kleine Häuser sich keine Festeinstellung leisten können.

Die Lebenserwartung steigt ständig. Im hohen Alter sind mehrere parallel auftretende Krankheiten oder Einschränkungen wahrscheinlich. Gleichzeitig sind immer weniger Menschen in der Lage ihre Angehörigen zu pflegen. Allein Lebende können unmöglich neben ihrer Berufstätigkeit ihre Eltern oder Großeltern pflegen. Trotz der Pflegeversicherung sind viele nicht bereit eine vorhandene Arbeit aufzugeben um Angehörige zu versorgen. Zudem bestehen nur selten Wohnverhältnisse, die die Aufnahme Pflegebedürftiger zulassen. All dies lässt erwarten, dass der Anteil der Menschen, die in Altenheimen versorgt werden, zunimmt und damit der Bedarf an ausgebildeten Altenpflegerinnen und -pflegern weiter steigen wird.

Steigender Beda

Die Arbeitsatmosphäre

Die Arbeit in Altenheimen, Altenwohnanlagen und Tagesstätten für alte Menschen hat jeweils verschiedene Schwerpunkte. Auf den Pflegestationen der Altenheime hat die körperliche Versorgung in fast allen Bereichen des täglichen Lebens Vorrang, da hier die Bewohner leben, die sehr gebrechlich oder krank sind. Dadurch ist die körperliche Beanspruchung für das Pflegepersonal oft sehr hoch. Dies ist vor allem dann der Fall, wenn die Pflegebetten alt und die Räume eng sind und die Ausstattung mit Hilfsmitteln (Lifter, Rollstühle, spezielle Matratzen zur Verhinderung von Druckwunden) unzureichend ist. Oft gelingt es dem Personal dann nicht einmal mehr dafür zu sorgen, dass die Bewohner „satt und sauber“ sind. Dies entspricht nicht ihrem Anspruch und nicht selten verlieren sie die Lust an ihrem Beruf.

Schwierigkeiten

Anders ist die Situation in Altenwohnanlagen und Tagesstätten. Hier sind noch viele Bewohner und Besucher in der Lage für sich selbst zu sorgen. Sie bedürfen oft nur in einigen Bereichen der Hilfe. Orientierungslose Menschen benötigen ständige Gesellschaft.

Ambulante Dienste

Die Aufgaben der ambulanten Dienste oder Sozialstationen, die sich erst in den letzten 20 Jahren etabliert haben, wurden früher von Gemeindeschwestern übernommen. Die bereits geschilderten Probleme in der familiären Situation, die kürzere Verweildauer der Kranken in den Krankenhäusern und die Zunahme medizinischer Hilfsmittel, die auch zu Hause eingesetzt werden können, haben zum Ausbau des ambulanten Dienstes geführt.

Ausbau der ambulanten Dienste

Es blieb weitgehend dem so genannten „Kräftespiel des freien Marktes" überlassen, wo sich welche Angebote enwickelten. Außerdem brachte die Einrichtung der Pflegeversicherung erhebliche Änderungen auf diesem Markt mit sich, der sich im Moment „reguliert". Neben den klassischen Anbietern der freien Wohlfahrtspflege wie beispielsweise dem Roten Kreuz haben sich private Anbieter etabliert. Mittlerweile bieten auch große pharmazeutische Firmen, niedergelassene Ärzte und Kliniken ihre eigenen ambulanten Dienste an. Wohin die Entwicklung, die auf diesem Gesundheitssektor erst begonnen hat, gehen wird, ist noch nicht absehbar.

Anbieter

UNSER TIPP Bewerben Sie sich bei ambulanten Diensten auch blind. Sie melden offene Stellen nicht immer dem Arbeitsamt und inserieren auch selten in Zeitungen.

Angebote

Ambulante Dienste bieten Fachpflege und hauswirtschaftliche Versorgung für kranke und pflegebedürftige Menschen, einige darüber hinaus auch mobile soziale Hilfsdienste wie Fahrdienst und Essen auf Rädern. Einige Sozialstationen haben sich spezialisiert und versorgen vorwiegend Patienten nach ambulanten Operationen, nach Tumorerkrankungen, mit Aidserkrankung oder leisten eine Versorgung mit Infusionen und künstlicher Ernährung.

Im Gegensatz zu stationären Einrichtungen und Praxen, wo die Patienten in einem von den Betreibern bestimmten Milieu empfangen werden, sind die Mitarbeiterinnen und Mitarbeiter der ambulanten Dienste Gast bei den Patienten und deren Angehörigen. Dies erfordert eine besondere Sensibilität im Umgang mit den Menschen.

Die Arbeitsatmosphäre

Für die Mitarbeiterinnen und Mitarbeiter des ambulanten Dienstes sind vor allem die unterschiedlichsten Gegebenheiten schwierig, auf die sie sich immer neu einstellen müssen. Noch immer gibt es Haushalte mit der Toilette im Treppenhaus und nur einem Wasseranschluss in der Küche. Da oft keine Angehörigen zusätzliche Hilfe leisten, ist die Arbeit für die dort arbeitenden Pflegedienste sehr belastend. **Schwierigkeiten**

Hinzu kommt, dass sie dem Elend hilflos gegenüber stehen. Wenn sie zum nächsten Patienten gehen, lassen die Mitarbeiter der Pflegedienste eine Person zurück, die sich oft kaum alleine helfen kann.

Die im ambulanten Dienst Tätigen sind in den einzelnen Arbeitssituationen ganz auf sich gestellt. Sie müssen mit den Gegebenheiten, so wie sie sie in den einzelnen Haushalten vorfinden, zurechtkommen – mittlerweile unter sehr viel größerem Zeitdruck. Sie haben nur in den meist wöchentlich stattfindenden Mitarbeiterbesprechungen die Möglichkeit sich über ihre Schwierigkeiten auszutauschen.

Arztpraxen und private Labors

Je nach Ausrichtung der Arztpraxen werden Patienten mit unterschiedlichsten Erkrankungen versorgt. Hier ist das Hauptarbeitsfeld für Arzthelferinnen, die die zweitgrößte Gruppe innerhalb der Gesundheitsfachberufe bilden.

Berufsgruppen

In Arztpraxen können auch Krankenschwestern, Kinderkrankenschwestern, medizinisch-technische Assistentinnen, Diätassistentinnen und Orthoptistinnen arbeiten. In seltenen Fällen sind auch Kosmetikerinnen oder Fußpflegerinnen in einer Arztpraxis angestellt. Die Budgetierung hat bei niedergelassenen Ärzten zum Teil zu größeren Einkommenseinbußen geführt,

Aushilfskräfte

sodass weniger Personen eingestellt und auch Mitarbeiter entlassen werden. Es ist abzusehen, dass immer mehr Praxen Aushilfskräfte für einige Stunden einstellen um die Lohnnebenkosten zu sparen. Dies und die Tatsache, dass die Möglichkeit der Niederlassung für Ärzte mittlerweile begrenzt ist, lässt in diesem Bereich keinen großen Zuwachs erwarten.

Ausgebildete Arzthelferinnen finden jedoch meist eine Anstellung. Während der Familienphase und häufig auch danach üben viele Arzthelferinnen ihren Beruf nicht aus, sodass es genügend freie Stellen gibt. Insgesamt gesehen bieten Arztpraxen die für Frauen am schlechtesten bezahlten Arbeitsplätze. Der Tariflohn liegt fast 40 % unter dem durchschnittlichen Einkommen der anderen weiblichen Angestellten in der Bundesrepublik. Der Berufsverband der Arzt-, Zahnarzt- und Tierarzthelferinnen e.V. beklagt das geringe Durchsetzungsvermögen der Frauen, das Hinnehmen nachteiliger Arbeitsverträge und fehlendes berufspolitisches Engagement.

Vergütung

Labors

Privatlabors bieten Blutuntersuchungen für Praxen, medizinische Studien und Krankenhäuser an. Sie verfügen zumeist über alle modernen Möglichkeiten der Blut-, Stuhl- und Urinuntersuchung. In diesem Bereich steigt die Zahl der Arbeitsplätze für medizinisch-technische Laborassistentinnen und -assistenten möglicherweise, da Arztpraxen, die ambulante Operationen durchführen, auf nahe gelegene Labors angewiesen sind.

Weitere Labors finden sich auf dem zahntechnischen Gebiet. In zahlreichen Labors sind keine großen Änderungen abzusehen, möglicherweise ein leichter Rückgang der Stellenzahl, weil die zunehmenden Zuzahlungen für Zahnersatz dazu führen, dass die Patienten eigentlich notwendige Behandlungen nicht oder im Ausland durchführen lassen.

Handwerksbetriebe

In Handwerksbetrieben des Gesundheitsbereiches werden Brillen, Hörgeräte, Spezialschuhe, Prothesen unterschiedlichster Art, Herzschrittmacher, medizinische Geräte und Implantate hergestellt.

WICHTIG

1996 waren in Handwerksbetrieben des Gesundheitsbereichs 91 100 Menschen beschäftigt. Die Handwerksbetriebe sind wie folgt aufzuschlüsseln: 7 584 Augenoptiker, 556 Hörgeräteakustiker, 1 420 Orthopädiemechaniker und Bandagisten, 2 200 Orthopädieschuhmacher und 351 Chirurgiemechaniker. Einige Beschäftigte aus diesem Bereich arbeiten in Sanitätsfachgeschäften, im Vertrieb und der Beratung von großen Hilfsmittelfirmen, einige wenige in Kliniken.

Steigender Bedarf

Mit steigender Lebenserwartung wird der Bedarf an speziellen Hilfsmitteln zunehmen. Neben der Versorgung mit angemessenem Schuhwerk, Brillen oder Kontaktlinsen und Hörgeräten wird die Versorgung mit notwendigen Rollstühlen, Gehwagen oder mit kleineren Hilfsmitteln wie Spezialbesteck oder Anziehhilfen verstärkt an Bedeutung gewinnen.

Arbeitsmarktperspektiven

Gute Aussichten

Derzeit werden die Aussichten auf Ausbildungs- und Arbeitsstellen im Gesundheitswesen sehr positiv beurteilt. Es wird von „Top-Chancen“ und dem „Wachstumsmarkt“ gesprochen. Im Gegensatz zu allen anderen Branchen ist die Lage in der Tat gut. Jedoch ist es auch im Gesundheitswesen problematisch gleich den gewünschten Ausbildungsplatz zu finden und es besteht auch hier Arbeitslosigkeit.

Steigende Bewerberzahlen

Gerade wenn die Arbeitsmarktsituation insgesamt ungünstig ist, interessieren sich viele für Berufe, die sonst nicht oben auf der Wunschliste stehen. Die Anzahl der Bewerberinnen und Bewerber hat in der letzten Zeit stark zugenommen. Da die meisten Jugendlichen mittlerweile mehrere Bewerbungen parallel verschicken, ist schwer abzuschätzen, wie viele Personen sich in einem Jahr tatsächlich auf die vorhandenen Ausbildungsstellen bewerben.

UNSER TIPP Bei diesen Mehrfachbewerbungen kann es dazu kommen, dass die gleichen Bewerber in verschiedenen Häusern in die engere Wahl kommen und sich dann das für sie günstigste Angebot oft sehr kurzfristig heraussuchen. Dies führt dann zu der paradoxen Situation, dass trotz mangelnder Lehrstellen vorhandene Stellen leider nicht besetzt werden. Bewerber, die sich nicht so leicht entmutigen lassen, sollten ein bis zwei Wochen vor Beginn der Kurse nachfragen, ob auch alle Stellen besetzt sind. Vielleicht haben sie das Glück kurzfristig berücksichtigt zu werden.

Gute Aussichten auf Ausbildungsplatz

An den meisten Fachschulen bestehen kaum Wartezeiten. Insgesamt ist die Chance einen Ausbildungsplatz zu erhalten recht gut. Trotzdem können nicht alle Bewerberinnen und Bewerber berücksichtigt werden. Einige Schulen nehmen bevorzugt junge Bewerberinnen und Bewerber ohne Berufsausbildung auf.

Die Qualität der Schulen ist sehr unterschiedlich. Durch die plötzliche Zunahme der Ausbildungsstätten ist der Mangel an ausgebildeten Dozenten, der schon vorher bestand, noch verstärkt worden, sodass an vielen Schulen der Unterricht durch nebenamtlich arbeitende Gymnasiallehrer oder arbeitslose Akademiker erteilt wird, die oft wenig über den Beruf wissen, für den sie ausbilden.

Gute Aussichten auf Arbeitsplatz

Laut Aussage der jeweiligen Berufsverbände finden derzeit fast alle Arbeitssuchenden nach der Ausbildung einen Arbeitsplatz. Durch die Schließung von Kureinrichtungen, die Genehmigung nur noch kurzer Heilanschlussbehandlungen, die mittlerweile fast ausreichende Zahl von ausgebildeten Fachkräften in den neuen Bundesländern und die Reduzierung der Zuzahlung für Heilmittel könnte sich die Situation jedoch ändern. Dann kann es eine Rolle spielen, wie gut die Ausbildungsstätte ist, die man besucht hat.

In den verschiedenen Personalverordnungen für Einrichtungen des Gesundheitswesens und in der Sozialgesetzgebung ist geregelt, dass die Leistungen dem allgemein anerkannten Stand der medizinisch-pflegerischen Erkenntnisse entsprechen müssen und wie hoch die Zahl der Fachkräfte in den Einrichtungen sein muss. Dies zwingt die Einrichtungen qualitätssichernde Maßnahmen durchzuführen, z. B. einheitliche Dokumentationssysteme oder Behandlungskonzepte einzuführen, die dem neuesten Erkenntnisstand entsprechen. Möglich ist dies nur, wenn regelmäßige Fortbildungen angeboten werden und gut ausgebildetes Personal eingestellt wird. Hier werden vor allem die Pflegekräfte mit abgeschlossenen Weiterbildungen und einem Abschluss als Pflegewirt eine gute Chance haben.

Fortbildung

Durch die Bevorzugung ambulanter vor stationärer Behandlung wird es einen größeren Bedarf an Tagesstätten für Schwerstkranke, ältere, kranke und demente Menschen geben. Auch für offene Altenhilfe ist ein größerer Bedarf abzusehen. Die immer älter werdenden Menschen können langfristig nur dann zu Hause gepflegt werden, wenn sie durch rehabilitative Maßnahmen wie beispielweise regelmäßiges Alltagsbewältigungstraining oder Krafttraining ihre Fähigkeiten erhalten.

Durch die steigende Technisierung in einigen Bereichen des Gesundheitswesens wird der Bedarf an Medizintechnikern weiter zunehmen. Sicherlich steigt auch der Bedarf im Bereich der elektronischen Datenverarbeitung, beispielsweise für ausgebildete Kräfte, die mit den verschiedenen Abrechnungsprogrammen umgehen können.

Medizintechnik

Nach Expertenmeinung bleibt trotz Sparmaßnahmen und strukturellen Veränderungen im Gesundheitswesen die Beschäftigungslage günstig, vor allem für Menschen, die nicht regional gebunden sind, die über besondere Qualifikationen durch Fort- und Weiterbildung verfügen und die im Umgang mit anderen Menschen offen und kooperativ sind. Die besten Chancen haben sicherlich die Fachkräfte, die unter Berücksichtigung des jeweils neuesten Wissens zu körpernaher Pflege und Behandlung bereit sind.

Gute Beschäftigungslage

In einzelnen Regionen ist jedoch mit Arbeitslosigkeit bei Pflegekräften, Masseuren und medizinischen Bademeistern und bei in anderen Gesundheitsfachberufen Tätigen zu rechnen, wenn beispielsweise Kurkliniken geschlossen werden. Andererseits nehmen viele Menschen aufgrund des gewachsenen Gesundheitsbewusstseins Angebote wie Ausgleichsgymnastik, Rückenschule, Feldenkrais-Kurse, Fußreflexzonenmassage und vieles andere mehr auf eigene Kosten in Anspruch. Es entstehen Saunen und Fitnessstudios, die Arbeitsplätze bieten. Kurkliniken er-

Arbeitslosigkeit

weitern ihr Angebot für Feriengäste, die gesundheitsfördernden Aktivurlaub als zusätzliche Kurzurlaube suchen. Mittlerweile gibt es sogar eine Ausbildung im Bereich „Gesundheitstourismus", die als Fortbildung für Gesundheitsfachberufe in Hameln angeboten wird. Auch für Kurse an Volkshochschulen und in Vereinen werden Arbeitskräfte benötigt.

Vorrang für Prävention

Gute Perspektiven bestehen in dem Bereich Prävention und Rehabilitation, der laut Sozialgesetzbuch Vorrang haben soll „um den Eintritt von Pflegebedürftigkeit zu vermeiden". Gerade für den Bereich der Versorgung von alten und chronisch kranken Menschen bestehen gute therapeutische Konzepte und Trainingsprogramme, die diesem Ziel dienen. Sie finden jedoch in der konservativen Welt der Mediziner und Pflegekräfte der Krankenhäuser, die im Moment noch großen Einfluss auf das Gesundheitswesen nehmen, wenig Anerkennung. Auch die Vertreter des medizinischen Dienstes und der Kassen tun sich noch schwer anzuerkennen, dass durch rechtzeitige präventive Maßnahmen viele Folgeerkrankungen verhindert werden könnten. Langfristig bietet sich hier für gut ausgebildete Fachkräfte aus der Pflege und den Berufen der Rehabilitation die Möglichkeit etwa im Rahmen einer ambulanten Pflegestation entsprechende präventive Maßnahmen anzubieten.

Die Bewerbung

Gezielt planen

Je intensiver Sie Ihre Bewerbung planen und vorbereiten, desto größer sind Ihre Chancen einen Ausbildungsplatz oder Arbeitsplatz zu bekommen. Voraussetzung für Ihren Erfolg ist, dass Sie ein klares Ziel haben, das Ihren Wünschen und Neigungen entspricht, dass Sie vorübergehende Rückschläge als Chance wahrnehmen, aus Fehlern lernen, dass Sie Ihre Stärken und Schwächen kennen, Ihre Stärken ausbauen und notfalls nach Umwegen suchen um Ihr Ziel zu erreichen.

Klare Zielvorstellung

Selbstanalyse: Interessen und Fähigkeiten

Persönliche Voraussetzungen
Analysieren Sie Ihre Situation, Ihre Fähigkeiten, Ihre Neigungen und Eignungen, aber auch Ihre Abneigungen. Informieren Sie sich ausführlich über die Berufe, die für Sie infrage kommen. Dabei ist es besonders wichtig zu wissen, wie der Alltag nach der Ausbildung in diesem Beruf aussehen wird.

Grundfragen

Zunächst gilt es folgende Fragen zu klären: Arbeiten Sie lieber handwerklich, lieber im Büro oder in einem Labor? Arbeiten Sie lieber in einer großen Einrichtung oder sind Sie gerne oft unterwegs? Für alle diese Neigungen und Vorlieben gibt es entsprechende Berufe im Gesundheitswesen. Das Berufsinformationszentrum des Arbeitsamtes verfügt über Computer, die den individuellen Wünsche, Vorlieben und Abneigungen entsprechend passende Berufe vorschlagen. Auch wer sich schon für einen Beruf entschieden hat, kann mithilfe dieses Computers überprüfen, ob die Arbeitsbedingungen in dem gewünschten Beruf mit dem eigenen Interessenprofil übereinstimmen.

✔ **CHECKLISTE**

Wenn Sie sicher sind, dass Sie im Gesundheitswesen arbeiten wollen, ist die Beantwortung der folgenden Fragen wichtig für Ihre Entscheidung für den konkreten Beruf:

Pflegeberufe

- Liegt es Ihnen kranke und hilflose Menschen zu versorgen und ihr Leid zu mindern? Trauen Sie sich zu die körperliche Nähe zu Ihnen fremden Menschen auch dann auszuhalten, wenn Sie mit den – normalerweise Ekelgefühle hervorrufenden – menschlichen Ausscheidungen konfrontiert sind? Bejahen Sie diese Fragen, dann kommen die Pflegeberufe infrage.

Physiotherapie

- Sind Sie selbst sportlich tätig und haben Sie Spaß an körperlicher Bewegung? Diesen Neigungen entspricht die Physiotherapie (Krankengymnastik), aber auch die Ergotherapie.

Logopädie

- Sind sie musikalisch begabt und haben Sie ein gutes Gehör, ist dies eine gute Voraussetzung für die Logopädie.
- Handwerklichen Interessen kommen die Ergotherapie, aber auch die handwerklichen Berufe des Gesundheitswesens entgegen.
- Wenn Ihnen Bürotätigkeiten liegen, sind die Berufe der Arzthelferin, der Stationssekretärin oder der Arztsekretärin geeignet.

Selbstständigkeit

- Arbeiten Sie gerne eigenständig und unabhängig und sind Sie bereit – zumindest zeitweise – mehr Zeit aufzuwenden als ein abhängig Beschäftigter, dann sollten Sie einen Beruf wählen, der eine Niederlassung in einer eigenen Praxis ermöglicht, z. B. Ergotherapie, Physiotherapie, Logopädie oder Hebammenwesen. Aber auch in den Pflegeberufen besteht die Möglichkeit sich selbstständig zu machen.

Assistenzberufe

- Arbeiten Sie lieber im Team, in dem Sie aber auf Ihren eigenen, abgegrenzten Tätigkeitsbereich Wert legen, kommt eher ein Assistenzberuf infrage: medizinisch-technische Laborassistentin oder medizinisch-technische Radiologieassistentin bzw. -assistent.
- Ist es Ihnen wichtig selbstständig zu arbeiten, früh Karriere zu machen, eine Familie zu gründen und sich örtlich festzulegen, sind Tätigkeiten in der Krankengymnastik oder Ergotherapie sinnvoll.

Formale Voraussetzungen

✔ **CHECKLISTE**

Schulabschluss

- Haben Sie einen Realschulabschluss, so stehen Ihnen die meisten der in diesem Buch vorgestellten Gesundheitsberufe offen. Manche Schulen bevorzugen allerdings Abiturienten. Ist Ihnen ein Beruf besonders wichtig, für den das Abitur Voraussetzung ist, so können Sie Ihr Ziel auch auf Umwegen erreichen, indem Sie eine zweijährige Fachoberschule besuchen, bei der Sie ein Fachabitur erwerben können. In der Regel werden Absolventen der Fachoberschulen für das Fach Soziales und Gesundheit den Absolventen von Gymnasien mindestens gleich gestellt. Sie bringen sogar schon berufsspezifisches Wissen mit.

Praktikum

- Sind zwischen Schulabschluss und Ausbildung bzw. dem Besuch einer weiter führenden Schule Zeiten zu überbrücken, empfiehlt es sich ein Praktikum zu absolvieren. In Altenzentren und ambulanten Betreuungseinrichtungen für Behinderte besteht ständig Bedarf an Aushilfskräften. Auch ein dreimonatiger Krankenpflegehilfekurs, den das Rote Kreuz, aber auch andere Wohlfahrtsorganisationen anbieten, kann sinnvoll sein. Gerade im Gesundheitswesen arbeiten zahlreiche Organisationen mit ehrenamtlichen Kräften, z. B. das Aktionskomitee „Kind im Krankenhaus", der „Klub der Behinderten und ihrer Freunde" und der Verein der Kriegsopfer.

  Freiwilliges soziales Jahr

  Ein freiwilliges soziales Jahr, aber auch ein Jahr als Aupairmädchen (mittlerweile haben auch Jungen eine Chance) bringen Sie Ihrem Ziel näher als tatenloses Warten auf den Erfolg einer Bewerbung. Männliche Interessenten sollten ihren Zivildienst in einer Einrichtung des Gesundheits- und Sozialwesens ableisten.

  All diese Tätigkeiten sind auch sinnvoll um zu überprüfen, ob ein Beruf im Gesundheitswesen den eigenen Fähigkeiten und Interessen entspricht.
- Auch wenn Sie nur einen Hauptschulabschluss haben, ist Ihnen Ihr Lieblingsberuf im Gesundheitswesen nicht verschlossen. Formal gesehen ist der Hauptschulabschluss und eine abgeschlossene zweijährige Berufsausbildung dem Realschulabschluss gleichwertig. Nachteile durch das geringere „Ansehen" des Hauptschulabschlusses können durch praktische Erfahrungen in einem Gesundheits- oder Sozialberuf ausgeglichen werden.

Krankenpflegehilfe

- Wenn Sie die einjährige Krankenpflegehilfeausbildung absolvieren – dies ist mit einem Hauptschulabschluss möglich –, stehen Ihnen die meisten anderen Gesundheitsberufe offen, die einen Realschulabschluss voraussetzen. Oft ist sogar eine Verkürzung der Ausbildung möglich.

Die schriftliche Bewerbung

Die Bewerbungsunterlagen

Die Bewerbungsunterlagen sind Ihre „Visitenkarte". Sie vermitteln den ersten Eindruck von Ihrer Person. Die Bewerbungsunterlagen sind für den Erfolg Ihrer Bewerbung von entscheidender Bedeutung. Deshalb sollten Sie auf das Erstellen der Unterlagen ausreichend Zeit verwenden und für jede Bewerbung Ihr Anschreiben und gegebenenfalls auch den Lebenslauf neu zusammenstellen und genau auf die jeweils ausgeschriebene Stelle ausrichten. Der Arbeitgeber wertet die Mühe, die Sie für die Bewerbung aufwenden, als Interesse an der Stelle.

Sorgfalt

Es ist selbstverständlich, dass die Unterlagen fehlerfrei sein sollen und keine Flecke, Kleckse oder Knicke haben dürfen. Alle Unterlagen sollten DIN-A4-Format haben. Sie sollten in der richtigen Reihenfolge zusammengelegt und nach Möglichkeit in einen Hefter mit Klarsichtdeckel abgeheftet werden. Es ist nicht nötig jede einzelne Seite in eine Klarsichthülle zu stecken; im Gegenteil macht das den Eindruck, Sie verschwendeten Zeit auf Nebensächliches oder wollten Ihre Unterlagen im Falle einer Ablehnung unversehrt zurückhaben um sie für die nächste Bewerbung wieder verwenden zu können.

Zum Verschicken verwenden Sie ausreichend große Briefhüllen, sodass die Unterlagen nicht geknickt werden müssen.

Zu einer vollständigen schriftlichen Bewerbung gehören

- das Bewerbungsanschreiben,
- der Lebenslauf,
- Kopien des letzten Schulzeugnisses und/oder des Schulabschlusses,
- Kopien der Arbeitszeugnisse,
- ein Passfoto.

Das Bewerbungsschreiben wird jedes Mal neu verfasst, der Lebenslauf neu ausgedruckt (oder kopiert), mit dem aktuellen Datum versehen und unterschrieben. Von den anderen Bewerbungsunterlagen sollten Sie Kopien in ausreichender Anzahl bereithalten.

Lebenslauf

UNSER TIPP Legen Sie einen Ordner an, in dem die vorbereiteten Unterlagen gesammelt werden. Hier können auch Stellenanzeigen mit den Namen der Ansprechpartner und Notizen von Telefongesprächen abgeheftet werden.

Bevor Sie die Bewerbungsunterlagen abschicken, sollten Sie sie noch einmal überprüfen:

- Enthält das Anschreiben keine Tippfehler?
- Ist der Lebenslauf auf dem neuesten Stand?
- Sind die Zeugniskopien in Ordnung?
- Ist das Passfoto am Lebenslauf befestigt?

UNSER TIPP Schreiben Sie auf die Rückseite des Passfotos Ihren Namen. Falls es sich einmal von den Unterlagen löst, ist es wieder zuzuordnen.

Passfoto

Der Arbeitgeber gewinnt seinen ersten Eindruck von Ihnen durch das Passfoto. Wie aus der Psychologie bekannt ist, prägt sich dieser erste Eindruck ein. Auch Vorurteile und Sympathien oder Antipathien werden – unbewusst – von diesem ersten Eindruck beeinflusst. Deshalb sollten Sie am Passfoto nicht sparen. Sie sollten nur ein Foto wegschicken, das auch Ihnen selbst gefällt. Fotos vom Fotografen sind zwar teurer, für eine Bewerbung aber den Automatenfotos in jedem Fall vorzuziehen.

Und so werden die Unterlagen in den Briefumschlag gelegt: zuunterst die Zeugniskopien, darauf der Lebenslauf und an oberster Stelle das Anschreiben.

Versand

Wichtig ist, dass der Brief ausreichend frankiert ist! Versenden Sie Ihre Unterlagen nicht als Einschreiben – Sie machen dem Empfänger damit nur unnötige Mühe.

Das Bewerbungsschreiben

Das Bewerbungsschreiben ist das „Herz" Ihrer schriftlichen Bewerbung. Es enthält Ihre persönliche Begründung, warum Sie sich gerade für die angeschriebene Ausbildung oder Stelle interessieren.

Interessen und Erfahrungen

Sie sollten Ihre Interessen und Erfahrungen nennen, die für die gewünschte Ausbildung bzw. die Arbeitsstelle von Bedeutung sind, beispielsweise soziales Engagement oder handwerkliche, musische und sportliche Aktivitäten. Möglich sind z. B. folgende Formulierungen: „In meiner Freizeit helfe ich in einem Pflegeheim in der ...-Abteilung." Oder: „Seit ... habe ich Besuchspatenschaften übernommen."

Falls Sie sich für eine Umschulung interessieren, ist es sinnvoll entsprechende Erfahrungen im familiären Umfeld zu nennen (Pflege von Kindern, Betreuung älterer Menschen).

Aufbau

Und so wird das Bewerbungsschreiben aufgebaut:

1. eigener Name, Anschrift, Telefonnummer und Datum,
2. Name und vollständige Anschrift des Empfängers,
3. Betreff (Bewerbung als .../Ihre Annonce ...),
4. Anrede,
5. der eigentliche Text, in dem Sie sich auf das Stellenangebot beziehen und Ihre besondere Eignung für diese Stelle bzw. die Ausbildung beschreiben,
6. Bitte um ein Vorstellungsgespräch,
7. Grußformel,
8. Unterschrift,
9. Hinweis auf die Anlagen.

Alle Angaben sind linksbündig angeordnet, nur das Datum im Briefkopf steht rechts. Das Schreiben sollte mit dem PC erstellt oder mit Schreibmaschine geschrieben sein. Benutzen Sie neutrales weißes Papier. Farbiges oder besonders gestaltetes Briefpapier eignet sich für Privatpost, nicht für den Geschäftsverkehr.

Normen für Schriftverkehr

Ihr Anschreiben macht einen professionellen Eindruck, wenn Sie es nach den Normen für den Schriftverkehr gestalten. Ihr Name und Ihre Anschrift werden am oberen linken Rand angeordnet. Am rechten Rand auf etwa gleicher Höhe steht das Datum.

Die Anschrift des Empfängers befindet sich unter Ihrer Adresse. Sie beginnt etwa 5 cm vom oberen Seitenrand (an dieser Stelle befindet sich das Fenster in Briefumschlägen). Zur vollständigen Anschrift gehören Firma, Name des Ansprechpartners, Straße und Ort mit Postleitzahl.

Anschrift

Etwa 12 cm vom oberen Rand entfernt schreibt man – sozusagen als Überschrift – den Betreff: Bewerbung um die Stelle als ... Das Wort „Betreff" selbst ist nicht mehr üblich.

Betreff

Nach drei Leerzeilen folgt die Anrede „Sehr geehrte Damen und Herren". Ist der Ansprechpartner bekannt, wendet man sich namentlich an ihn. Vergessen Sie dabei nicht möglicherweise vorhandene Titel.

Anrede

Der eigentliche Text soll zeigen, dass sie sich mit der Firma bzw. Ausbildungsstätte und den speziellen Anforderungen der Stelle vertraut gemacht haben und dass Sie über Qualifikationen verfügen, die für diese Stelle wichtig sind. Dazu ist es erforderlich die Stellenausschreibung genau zu lesen, damit Sie sich darauf beziehen können. Nur ein anzeigenbezogenes Anschreiben ist für den Arbeitgeber interessant; allgemeine Bewerbungen mit den Formulierungen „ich interessiere mich für die ausgeschriebene Stelle und möchte gerne bei Ihnen arbeiten" kommen gar nicht erst in die engere Auswahl. Einen Bezug auf die Stellenausschreibung können Sie herstellen, indem Sie Formulierungen aus der Anzeige wiederholen, z. B.: „Sie sind ein Unternehmen ...", „Sie suchen ...", „Ich habe Erfahrungen in ...". Hier stellen Sie die Fähigkeiten und Berufserfahrungen heraus, die für die geforderten Tätigkeiten von Nutzen sind. Sie spitzen sozusagen ihren Lebenslauf auf die neuen Anforderungen zu.

Eintrittstermin

Je nach Situation nennen Sie den für Sie möglichen Eintrittstermin oder auch Ihre Gehaltsvorstellung, wenn in der Stellenausschreibung danach gefragt wird. Die Gehaltsfrage wird in der Regel beim Vorstellungsgespräch besprochen, sodass Sie auch allgemeiner schreiben können: „Die Gehaltsfrage möchte ich gerne im persönlichen Gespräch mit Ihnen klären."

Gehaltsfrage

Vermeiden Sie unterwürfige und überholte Formulierungen, z. B.: „Ich würde mich freuen, wenn ich mich bei Ihnen vorstellen dürfte." Schreiben Sie stattdessen: „Ich freue mich über einen Vorstellungstermin."

Grußformel

Die Grußformel lautet „Mit freundlichen Grüßen". Es folgt Ihre Unterschrift. Eine Wiederholung Ihres Namens ist nicht notwendig, er ergibt sich aus dem Briefkopf.

Anlagen

Schließlich führen Sie die Anlagen in der Reihenfolge auf, wie sie beigefügt sind: Lebenslauf, Zeugnisse, eventuell Referenzen. Während der Lebenslauf immer aktuell mit neuem Datum und Unterschrift im Original verschickt wird, werden die anderen Unterlagen nur als Kopie beigefügt.

Stellenprofil

Zur Vorbereitung der Bewerbungsschreiben empfiehlt sich eine gezielte Vorbereitung anhand einer Checkliste. Machen Sie sich Notizen zum Firmenprofil und zum Stellenprofil und vergleichen Sie dies mit Ihrem Eigenprofil. Diese Vorbereitung sollten sie für jede Anzeige neu durchführen. Auf eine Stellenanzeige sollten Sie schnell reagieren. Eine Bewerbung auf Stellenanzeigen, die älter als 14 Tage sind, lohnt sich kaum noch.

Anzeige in: ________ am ________	Eigenprofil: ____________________
	____________________
Firmenprofil: ____________________	____________________
____________________	____________________
____________________	____________________
____________________	____________________
	____________________
Stellenprofil: ____________________	____________________
____________________	____________________
____________________	____________________
____________________	____________________

Im Folgenden sind einige Beispiele für Bewerbungsschreiben abgedruckt. Weitere Beispiele finden Sie auf den Seiten 114 und 117.

Anna Schmidt
Kronprinzenstraße 17
40217 Düsseldorf

4. Juni 1998

Herrn
Dr. Wolfgang Schulz
Waldstraße 103

40472 Düsseldorf

Bewerbung um einen Ausbildungsplatz als Arzthelferin

Sehr geehrter Herr Dr. Schulz,

Sie suchen zum 1. August eine Auszubildende als Arzthelferin. Hiermit bewerbe ich mich auf Ihre Annonce vom 28. Mai im Düsseldorfer Stadtanzeiger.

Im Juli beende ich die Schule mit dem Hauptschulabschluss. Ich möchte gerne Arzthelferin werden. An dem Beruf gefällt mir, dass ich mit Patienten zu tun habe und es viele abwechselnde Tätigkeiten gibt: die Kartei führen, bei Untersuchungen assistieren, Patienten vorbereiten.

In meinem Schulpraktikum habe ich in einem Altenheim gearbeitet und die Erfahrung gemacht, dass ich gut auf andere Menschen eingehen kann.

Auf einen Vorstellungstermin freue ich mich sehr.

Mit freundlichen Grüßen

Anna Schmidt

Anlagen: Lebenslauf und Lichtbild
2 Zeugniskopien

Martina Büchner
Gartenstraße 10
36341 Lauterbach

28. Mai 1998

Altenpflegeschule des Roten Kreuzes
Seniorenheim „Waldblick“
Baumweg 11

36341 Lauterbach

Bewerbung um einen Ausbildungsplatz als Altenpflegerin

Sehr geehrter Damen und Herren,

ich bewerbe mich bei Ihnen um einen Ausbildungsplatz als Altenpflegerin. Ich habe nach meinem Hauptschulabschluss eine Ausbildung als Schneiderin absolviert, diesen Beruf aber kaum ausgeübt. Seit der Geburt unseres zweiten Kindes 1990 bin ich zu Hause geblieben um mich um Haushalt und Kinder zu kümmern. Da die Kinder jetzt älter und tagsüber in der Schule sind, möchte ich wieder berufstätig werden.

In den letzten Jahren habe ich meine pflegebedürftige Großmutter betreut und erfahren, wie wichtig es ist im Alter eine gute Pflege zu bekommen, aber auch Geborgenheit und Verständnis zu erfahren. Deshalb interessiere ich mich sehr für eine Ausbildung als Altenpflegerin.

Ich freue mich, wenn Sie mich zu einem Vorstellungstermin einladen.

Mit feundlichen Grüßen

Martina Büchner

Anlagen: Lebenslauf und Lichtbild
3 Zeugniskopien

Karin Weber
Birkenweg 14
35586 Wetzlar

02. 01. 1998

Personalabteilung des
Elisabethenkrankenhauses
Niedernhäuser Str. 40
64823 Groß-Umstadt

Bewerbung als Hebamme

Sehr geehrte Damen und Herren,

hiermit bewerbe ich mich bei Ihnen als Hebamme. In zwei Monaten werde ich meine Ausbildung als Hebamme abschließen und suche meine erste Stelle in einem Krankenhaus.

Am 01. 02. 1998 werde ich aus persönlichen Gründen nach Groß-Umstadt ziehen. Bei der Gemeindeverwaltung erhielt ich auf Nachfrage Ihre Adresse. Ich wäre Ihnen dankbar, wenn Sie mir bald mitteilen könnten, ob eine Einstellung als Hebamme in Ihrem Haus langfristig denkbar ist.

Für ein persönliches Gespräch stehe ich Ihnen gerne zur Verfügung.

Mit freundlichen Grüßen

Karin Weber

Anlagen: Lebenslauf und Lichtbild
3 Zeugniskopien

Sabine Reich
Schulgasse 4
67822 Niederhausen

1. 8. 1998

St. Martin-Krankenhaus
z. H. Frau Herta Vollmer
Hauptstr. 32
63457 Großauhein

Bewerbung als Krankenschwester
Ihre Anzeige vom 25. 7. 1998 in der Hanauer Rundschau

Sehr geehrte Frau Vollmer,

hiermit bewerbe ich mich in Ihrem Haus als Krankenschwester, vorzugsweise in der inneren Medizin.

Seit einem Jahr besuchen meine drei Kinder das Gymnasium und können sich weitgehend selbst versorgen. Ich möchte deshalb wieder in meinem erlernten Beruf arbeiten. Wie Sie meinem Lebenslauf entnehmen können, war ich nach meiner Ausbildung sofort als Hausfrau tätig.

In den letzten Jahren habe ich täglich bei der Pflege einer nahen Angehörigen geholfen. In dieser Zeit habe ich regelmäßig Fachzeitschriften und Fachbücher über die Pflege gelesen.

Ich bin davon überzeugt, dass ich trotz der langen Familienpause den Wiedereinstieg in die Arbeit schnell leisten kann.

Ich bin gerne bereit an Fortbildungen innerhalb oder auch außerhalb Ihres Hauses teilzunehmen, wenn Sie dies als Voraussetzung für den Wiedereinstieg ansehen.

Über die Einladung zu einem Vorstellungsgespräch würde ich mich freuen.

Mit freundlichen Grüßen

Sabine Reich

Anlagen: Lebenslauf mit Lichtbild
3 Zeugniskopien

Julia Schneider
Buchnerstraße 11
81735 München 4. 6. 1998

Softwarehaus „Pro-Dent"
Ringstraße 114
81375 München

Bewerbung als Zahnarzthelferin

Sehr geehrte Damen und Herren,

Ihr Softwarehaus berät Arztpraxen beim Einsatz von Abrechnungs- und Verwaltungssystemen. Für die Kundenberatung suchen Sie eine Zahnarzthelferin mit Berufserfahrung, die über einen mittleren Bildungsabschluss sowie Erfahrungen bei der EDV-gestützten Verwaltung von Arztpraxen und Abrechnungssystemen verfügt.

Ich habe einen Realschulabschluss und arbeite seit fünf Jahren als Zahnarzthelferin. Seit drei Jahren bin ich in einer Gemeinschaftspraxis tätig, in der ich für die Verwaltung und Abrechnung zuständig bin. In dieser Praxis arbeiten wir mit der von Ihnen vertriebenen Software Config-Dent, wir haben gute Erfahrungen damit gemacht. Die EDV hat mein besonderes Interesse geweckt und ich habe auch die Aufgabe übernommen meine Kolleginnen einzuarbeiten und zu beraten.

Ein Wechsel in die Kundenbetreuung reizt mich sehr, weil ich darin die Möglichkeit sehe meine Kompetenzen und Erfahrungen zu erweitern.

Am 1. 8. 1998 könnte ich die Arbeit bei Ihnen beginnen. Ich freue mich, wenn Sie mich zu einem Vorstellungstermin einladen.

Mit freundlichen Grüßen

Julia Schneider

Anlagen: Lebenslauf und Lichtbild
6 Zeugniskopien

Der Lebenslauf

Tabellarischer Lebenslauf

Der Lebenslauf nennt die wichtigsten schulischen und beruflichen Stationen. Heute ist der tabellarische Lebenslauf, mit der Schreibmaschine oder dem Computer geschrieben, üblich. In einigen Einrichtungen des Gesundheitswesens, vor allem in christlichen Pflegeschulen, wird immer noch der handgeschriebene Lebenslauf in Aufsatzform gefordert. Es lohnt sich anzurufen und nachzufragen, ob der tabellarische Lebenslauf ausreicht. Nicht wenige Schulen oder Arbeitgeber haben es nämlich schlichtweg versäumt ihre Anmeldeformulare auf den neuesten Stand zu bringen.

Handschriftlicher Lebenslauf

Auch wenn ein handgeschriebener Lebenslauf gefordert ist, empfiehlt es sich einen tabellarischen Lebenslauf zu ergänzen. Er erleichtert den Personen, die an der Bewerberauswahl beteiligt sind, die Orientierung, denn er ist übersichtlich und leicht zu lesen, alles kann auf einen Blick erfasst werden. Allerdings kann ein solcher Lebenslauf auch leichter auf Lücken überprüft werden (siehe Seite 103).

Der handgeschriebene Lebenslauf wird häufig als Grundlage für ein grafologisches Gutachten verlangt. Die Aussagekraft solcher Gutachten wird zwar mittlerweile oft infrage gestellt, aber

Schriftprobe

trotzdem verlangen viele Arbeitgeber noch immer eine Schriftprobe. Statt des Lebenslaufs können Sie auch einen neutralen Text abschreiben und als Schriftprobe mitschicken. Schreiben Sie diesen Text, wenn Sie ausgeruht sind, und achten Sie darauf, ihn ansprechend auf einer Seite zu platzieren.

Lebenslauf in Aufsatzform

Der Lebenslauf in Aufsatzform eignet sich vor allem für Berufsanfänger oder Schulabgänger, die erst wenige oder noch gar keine Stationen der Berufsausbildung bzw. Berufstätigkeit aufzählen können. Die Aufsatzform erlaubt es eher, eine Seite zu füllen.

Während der Lebenslauf in Aufsatzform chronologisch geordnet ist, ist der tabellarische Lebenslauf nach persönlichen Angaben, Schulbesuchen und Abschlüssen, Berufsausbildungen und Berufserfahrungen gegliedert. Innerhalb dieser Rubriken sind die Angaben chronologisch geordnet. Der tabellarische Lebenslauf schließt mit Angaben zu Weiterbildungen, Fortbildungen, Zusatzqualifikationen und sonstigen Kenntnissen.

Der Lebenslauf wird mit dem aktuellen Datum versehen und unterschrieben.

Aufbau

Im Aufbau besteht der tabellarische Lebenslauf aus einer zweispaltigen Tabelle; links stehen unter den jeweiligen Rubriken die Daten, rechts die betreffenden Angaben, und zwar in Stichworten statt in ausformulierten Sätzen.

Sollte Ihr Lebenslauf so viele Stationen umfassen, dass Sie die Angaben nicht auf einer DIN-A4-Seite unterbringen können, sollten Sie auf der ersten Seite die persönlichen Daten, die Angaben zu Schule und Ausbildung und auf der zweiten Seite die Angaben zu den beruflichen Stationen und nebenberuflichen oder ehrenamtlichen Erfahrungen aufführen. Der Vorteil besteht darin, dass Sie den ersten Teil des Lebenslaufs unverändert beibehalten können; den zweiten Teil können Sie entsprechend den Schwerpunkten variieren, die für die angestrebte Stelle von Bedeutung sind. Manchmal empfiehlt es sich die Stationen der Arbeitsverhältnisse zusammenzufassen um mehr Platz für ehrenamtliche oder familiär bedingte Tätigkeiten zu haben, die für die spätere Stelle oder Umschulung relevant sein können. Wenn Sie beispielsweise Bürokauffrau waren und in diesem Beruf viele Arbeitsstellen hatten, nach der Familienphase aber eine Umschulung in einen Gesundheitsberuf machen und sich für Ihre erste Stelle bewerben, ist es sinnvoller die Tätigkeiten in der Familie, die Ihre Praxiserfahrung in Pflege und Betreuung bereichern, aufzuführen statt alle Bürostellen aufzulisten.

Der Familienstand

Während es früher üblich war sogar über die Eltern ausführliche Angaben zu machen, geht man heute davon aus, dass die Kenntnisse und Erfahrungen des Bewerbers entscheidend sind und nicht seine familiäre Herkunft. Angesichts der heutigen Vielfalt an Lebensformen haben die Kategorien „ledig“ oder „verheiratet“ an Aussagekraft verloren. Trotzdem spielen – wenn auch unbewusst – Vorurteile noch immer eine Rolle: Die Angabe „ledig“ und „zwei Kinder“ kann bei konservativen Arbeitgebern immer noch Ablehnung hervorrufen.

Vorurteile

Es bleibt weitgehend Ihnen überlassen, wie viel Sie schon im Lebenslauf über Ihre Herkunft und Ihre familiäre Situation aussagen wollen. Bei der Kategorie „Familienstand" reicht es aus, nur zwischen verheiratet und unverheiratet zu unterscheiden; die Angabe „ledig" oder „geschieden" ist nicht relevant.

Vorstellungsgespräch

Wenn Sie Ihren Lebenslauf ohne Angaben zur Familiensituation schreiben, müssen Sie allerdings damit rechnen, im Vorstellungsgespräch danach gefragt zu werden. Die Angabe von Informationen zu Ihrer Familiensituation sollten Sie davon abhängig machen, ob sie eher Nachteile oder Vorteile für Ihr berufliches Engagement darstellen. Hierfür gibt es keine feste Regel, viel hängt von der Auffassung des Arbeitgebers ab. Manche Arbeitgeber werden, wenn sehr viele Bewerbungen vorliegen, zunächst einmal die Frauen aussortieren, die kleine oder schulpflichtige Kinder haben. Es kann aber auch durchaus sein, dass Arbeitgeber Frauen mit Kindern bevorzugen, weil diese nicht mehr wegen Schwangerschaften ausfallen.

Im Folgenden finden Sie je zwei Beispiele für einen Lebenslauf in Aufsatzform und für einen tabellarischen Lebenslauf. Weitere Lebensläufe finden Sie auf den Seiten 115 und 118.

Manfred Schmidt
Buchrainstraße 34
60599 Frankfurt

Lebenslauf

Ich wurde am 14. 9. 1977 in Hamburg geboren. Ab dem 6. Lebensjahr besuchte ich vier Jahre die Grundschule in Diefenhausen. Nach dem Umzug meiner Familie nach Frankfurt wechselte ich an das Humboldt-Gymnasium, das ich im Sommer 1996 mit dem Abitur verließ.

Nach dem Schulabschluss habe ich meinen Zivildienst im Altenheim „Rosenbrück" in Diefenhausen abgeleistet.

Zur Zeit arbeite ich als Aushilfe in diesem Altenheim.

Frankfurt, 12. 3. 1998

Manfred Schmidt

Mareike Jäger
Hauptstraße 96
83512 Wasserburg

Lebenslauf

Am 25. Juni 1982 wurde ich in München geboren. Von 1988 bis 1990 besuchte ich die Grundschule in Waldperlach. 1990 zogen meine Eltern nach Wasserburg um, wo ich bis 1992 die Grundschule besuchte. Anschließend wechselte ich zur städtischen Realschule, die ich 1998 mit der mittleren Reife verließ.

Ich interessiere mich sehr für den Beruf einer Krankenschwester. Mein Schulpraktikum habe ich in der Praxis von Dr. Josef Schröder abgeleistet. Zu Hause helfe ich bei der Pflege meiner bettlägerigen Großmutter.

Ich bin musisch interessiert, male gerne und spiele Klavier und Querflöte.

Wasserburg, 25. 8. 1998

Mareike Jäger

Sabine Reich
Schulgasse 4
67822 Niederhausen
Telefon: 0 69 81 / 45 12

Lebenslauf

Persönliche Daten:

Name:	Sabine Reich, geborene Schulte
geboren:	15. 8. 1965 in Koblenz
Familienstand:	verheiratet, 3 schulpflichtige Kinder

Schulbesuch:

August 1971–Juli 1975	Besuch der Volksschule in Waldbach
August 1975–Juli 1981	Besuch der Realschule in Waldbach
Juli 1981	Realschulabschluss

Berufsausbildung:

Oktober 1981–September 1984	Krankenpflegeausbildung am St. Josephs-Krankenhaus in Koblenz
September 1984	staatliche Prüfung als Krankenschwester

Familienpause:

Januar 1984–August 1998	Versorgung der Kinder
Mai 1994–September 1998	Hilfe bei der Pflege einer nahen Verwandten

Niederhausen, den 1. 8. 1998

Sabine Reich

Stefan Metzger
Adelheidstr. 17
65549 Limburg

Lebenslauf

Persönliche Daten:

Name:	Stefan Metzger
geboren:	11. 3. 1972 in Berlin
Familienstand:	unverheiratet

Schulbesuch:

August 1978–Juli 1982	Besuch der Volksschule Limburg-Nord
August 1982–Juli 1991	Besuch des Tilemann-Gymnasiums in Limburg
Juli 1991	Abitur

Berufsausbildung:

Oktober 1993–September 1996	Ausbildung als Augenoptiker bei „Brillen-Schneider" in Limburg
September 1996	staatliche Prüfung als Augenoptiker

Berufstätigkeit:

September 1996–heute	angestellter Augenoptiker bei „Brillen-Schneider" in Limburg

Sonstiges:

Oktober 1991–Oktober 1993	Wehrdienst, letzter Dienstgrad: Leutnant
April 1997–August 1997	Computerkurs „Datenbanken" an der Volkshochschule in Limburg
Januar 1998–März 1998	Aufenthalt in USA

Limburg, 15. 9. 1998

Stefan Metzger

Lücken im Lebenslauf

Manche Arbeitgeber überprüfen den Lebenslauf vor allem auf Lücken. Es ist also nicht sinnvoll Lücken dadurch zu überspielen, dass man statt der genauen Monate nur Jahreszahlen angibt. Zwischen (Januar) 1998 und (Dezember) 1999 lassen sich zwar leicht fast zwei Jahre verstecken, doch spätestens während des Vorstellungsgesprächs kann gezieltes Nachfragen Sie in peinliche Situationen bringen. Deshalb ist es günstig, wenn Sie für Zeiten, in denen Sie keine Schule besucht und nicht in einem Arbeitsverhältnis gestanden haben, Familienarbeit, ehrenamtlichen Einsatz oder die Erkundung anderer Länder angeben können. Natürlich müssen die Angaben den Tatsachen entsprechen und einer eventuellen Prüfung standhalten. Unwahre Angaben gelten als Betrug und rechtfertigen eine fristlose Kündigung.

Alternative Tätigkeiten

Überlegen Sie genau, welche pflegerischen und sozialen oder kulturellen Erfahrungen Sie gemacht haben, die für einen Gesundheitsberuf von Bedeutung sein könnten. Benennen Sie diese Phase in Ihrem Lebenslauf und stehen Sie selbstbewusst dazu, gezielt eine Phase ohne Arbeitsverhältnis gewählt zu haben um diese Erfahrungen sammeln zu können. Erfahrungen in anderen Ländern oder mit Menschen aus anderen Kulturen sind gerade im Gesundheitswesen sehr wichtig. Die Betreuung von Kindern, die Arbeit als Tagesmutter, Mitarbeit in einer Kindertagesstätte, die Betreuung und Versorgung der Großeltern, Besuche im Altenheim oder Sterbebegleitung zu Hause – all diese Tätigkeiten können sich durchaus in einem Lebenslauf sehen lassen und als Sammeln von Erfahrungen im pflegerischen und sozialen Bereich gelten.

Selbstbewusstsein

Das Vorstellungsgespräch

Die Vorbereitung

Meist gibt es sehr viel mehr Bewerber als Plätze. Wenn Sie zu denjenigen gehören, die zu einem persönlichen Vorstellungsgespräch eingeladen werden, haben Sie schon die erste Hürde überwunden. Nun geht es darum, diesen ersten Erfolg auszubauen.

Viel hängt von dem Eindruck ab, den Sie beim Vorstellungsgespräch hinterlassen. Deshalb ist es wichtig, dass Sie sich gründlich auf das Vorstellungsgespräch vorbereiten. Dadurch gewinnen Sie Sicherheit im Auftreten. Holen Sie vorher Informationen ein. Bei privaten Arbeitgebern, z. B. in einer Arztpraxis, führt der Arbeitgeber das Vorstellungsgespräch oft allein. In großen Kliniken sind jedoch häufig viele Personen beim Vorstellungsgespräch anwesend: Vorgesetzte, jemand aus der Personalabteilung, ein Mitglied des Betriebsrats oder Personalrats, manchmal auch zukünftige Kolleginnen oder Kollegen. Wenn Sie zum Vorstellungsgespräch eingeladen werden, sollten Sie fragen, wer an dem Gespräch teilnimmt, sodass sie sich darauf einstellen können, gegebenenfalls einer größeren Anzahl von Personen gegenüber zu sitzen.

Informationen sammeln

Teilnehmer

✔ CHECKLISTE

Zu einer gezielten Vorbereitung gehören folgende Punkte:

- Bestätigen Sie den vorgeschlagenen Gesprächstermin schriftlich.
- Sammeln Sie zusätzliche Informationen über die Einrichtung oder die Praxis: Größe, Anzahl der Mitarbeiter, Fachrichtungen, Spezialisierungen, besondere Behandlungsangebote.
- Erfragen sie telefonisch, welche Personen am Vorstellungsgespräch teilnehmen.
- Um auf jeden Fall pünktlich zum Gesprächstermin zu kommen klären Sie vorher die benötigte Fahrzeit, den genauen Anfahrtsweg und die Fahrzeiten der öffentlichen Verkehrsmittel.
- Bereiten Sie sich auf mögliche Fragen vor, die Ihnen gestellt werden können.
- Denken Sie daran, dass auch Sie Ansprüche an die Qualität Ihres zukünftigen Arbeits- oder Ausbildungsplatzes und das Arbeitsklima haben. Das hilft Ihnen während des Gespräches natürlich und selbstbewusst zu bleiben.
- Bereiten Sie Fragen vor, die Sie über den Betrieb und Ihre zukünftige Tätigkeit stellen wollen.
- Üben Sie im Rollenspiel mit anderen ein Vorstellungsgespräch.

Notizen

Es ist sinnvoll sich während des Vorstellungsgesprächs Notizen zu machen. Stellen Sie für jedes Vorstellungsgespräch eine

Mappe mit der Stellenanzeige, einem vollständigen Satz Ihrer Bewerbungsunterlagen, dem Schriftwechsel mit dem Unternehmen, Ihren Notizen über geführte Telefongespräche und einer Liste der Fragen zusammen, die Sie selber stellen wollen.

UNSER TIPP Haben Sie die Erfahrung gemacht, dass Sie in schwierigen Situationen sehr aufgeregt sind und Ihnen das Sprechen schwer fällt, ist es hilfreich einen Kursus in autogenem Training zu besuchen. Volkshochschulen und zahlreiche andere Einrichtungen bieten solche Kurse an.

Mit welchen Fragen müssen Sie im Vorstellungsgespräch rechnen?

In einem Vorstellungsgespräch müssen Sie mit einer Vielzahl von Fragen rechnen, unter anderem mit Fragen

- nach Ihren familiären Verpflichtungen,
- nach Erfahrungen im pflegerischen und sozialen Bereich,
- nach Lücken in Ihrem Lebenslauf, nach Ursachen für häufigen Stellenwechsel,
- nach Ihrer zukünftigen Familienplanung,
- nach Ihren Freizeitaktivitäten und Ihren außerberuflichen Interessen.

Positive Selbstdarstellung

Grundsätzlich gilt: Sie können und sollten sich in einem positiven Licht präsentieren. Entsprechend „positiv" können Sie auch auf Fragen antworten. Allerdings müssen Ihre Antworten der Wahrheit entsprechen, d. h. sie müssen Nachprüfungen in jedem Fall standhalten. Unwahre Angaben rechtfertigen eine fristlose Kündigung.

Mit „Lücken" im Lebenslauf sollten Sie selbstbewusst umgehen (siehe Seite 103). In Zeiten großer Arbeitslosigkeit ist eine gewisse Zeit ohne Berufstätigkeit durchaus nicht ungewöhnlich. Verständnis werden Sie auch finden, wenn Sie in der Schule einmal „eine Ehrenrunde eingelegt" haben, aber dafür auf ein halbwegs gutes Abschlusszeugnis verweisen können.

Stellenwechsel

Häufiger Stellenwechsel wird immer noch von nicht wenigen Arbeitgebern negativ ausgelegt. Es liegt an Ihnen darzustellen, dass eine breite Palette an beruflicher Erfahrung nur durch den

Wechsel von Arbeitsplätzen möglich ist. Schildern Sie an ausgewählten Beispielen, welche spezielle Erfahrung sie in welchem Bereich gesammelt haben.

Persönliche Interessen

Zu Antworten auf Fragen nach Freizeitaktivitäten und Interessen gibt es keine allgemein gültigen Regeln. Man kann auf dem Standpunkt stehen, dass diese privaten Aspekte einen Arbeitgeber nicht zu interessieren brauchen. Ein Gespräch über persönliche Interessen kann aber die Gesprächssituation auflockern. Das Fragen nach Freizeitaktivitäten kann wirkliches Interesse signalisieren und dem Bemühen dienen „Brücken“ zu bauen, bevor das eigentliche „Sachgespräch“ der Bewerbung beginnt. Kreative und die Gesundheit fördernde Aktivitäten sind immer gut angesehen, zeitintensive Hobbys und Interessen, die viel Kraft erfordern, geben dagegen häufig Anlass zu der Befürchtung, der zukünftige Mitarbeiter könnte das notwendige berufliche Engagement vielleicht nicht in vollem Umfang aufbringen.

Politik und Gewerkschaft

Fragen nach politischem oder gewerkschaftlichem Engagement müssen Sie nicht beantworten. Bei solchen nicht zulässigen Fragen ist man nicht gezwungen wahrheitsgemäß zu antworten. „Notlügen“ in diesem Bereich stellen keinen Betrug dar. Man kann allerdings auch die Frage geschickt überhören, allgemeine Statements abgeben, ausweichend antworten oder freundlich aber bestimmt sagen, dass man hierauf nicht näher eingehen will.

Ebenso verhält es sich mit der Frage nach zukünftigem Kinderwunsch oder Familienplanung. Die Frage nach schon bestehender Schwangerschaft muss aus arbeitsrechtlichen Gründen aber wahrheitsgemäß beantwortet werden, weil eine Schwangerschaft nämlich Beschäftigungsverbote nach sich zieht (keine Nachtarbeit, kein Einsatz bei Operationen, Narkosen, beim Röntgen).

Schwangerschaft

Gerade in Gesundheitsberufen wird oft schon vor dem Antritt einer Ausbildung erwartet, dass die Interessenten über „Schlüsselqualifikationen“ verfügen. Unter diesen Fähigkeiten, auch als soziale Kompetenz bezeichnet, versteht man Verantwortungsbewusstsein, das Einfühlungsvermögen in andere Menschen, die Fähigkeit Kritik zu äußern und Kritik anzunehmen, mit Konflikten umgehen zu können, selbst initiativ zu werden, kreativ und selbstbewusst zu sein. Viele Arbeitgeber wollen sich in einem ausführlichen Gespräch ein Bild darüber machen, inwieweit Sie diese Fähigkeiten mitbringen. Allgemeine Statements auf entsprechende Fragen sind weniger sinnvoll. Überlegen Sie sich vorher gezielt einige Beispiele aus Ihrer beruflichen Praxis, aus Ihrem Schulalltag oder aus Ihrem privaten Umfeld, anhand derer Sie solche Fähigkeiten demonstrieren können.

Schlüsselqualifikationen

Welche Fragen können Sie stellen?

Fragen, die Sie selber während des Gesprächs stellen wollen, müssen Sie nicht auswendig lernen. Stellen Sie einen Fragenkatalog zusammen, den Sie beim Vorstellungsgespräch vor sich liegen haben.

Fragenkatalog

✔ **CHECKLISTE**

Wenn Sie sich um einen Ausbildungsplatz oder eine Stelle bewerben, sind folgende Fragen für Sie interessant:

- Wie groß wird voraussichtlich die Klasse?
- Wie verteilen sich Theorie und Praxis?
- Wie ist die Anleitung im praktischen Unterricht geregelt?
- Wie sind die Arbeitszeiten geregelt? Wann beginnt und endet der Tagdienst, der Schichtdienst?
- Wie groß ist das Team?
- In welchem Pflegesystem wird gearbeitet?
- Wie sieht die Einarbeitungszeit aus? Wann wird der volle Einsatz erwartet?
- Wie ist die Einarbeitung neuer Mitarbeiter geregelt? Gibt es während der Einarbeitungszeit eine feste Bezugsperson?
- Gibt es regelmäßige Mitarbeiterbesprechungen und/oder Supervision?
- Welche Arbeitszeiten haben die anderen Mitarbeiter? Wie viele Teilzeitkräfte gibt es?
- Wie sind die Aufgaben auf die verschiedenen Mitarbeiter verteilt? Wie sind die Zuständigkeiten geregelt, was kann in Eigenverantwortung entschieden werden?
- Wie ist das Übergabesystem geregelt?
- Wie sehen der Tarif aus, die Eingruppierung, das Gehalt?

- Welche außertariflichen Leistungen gibt es? Besteht eine Erfolgsbeteiligung?
- Gibt es Fortbildungsangebote?

Berufsverband/ Gewerkschaft

UNSER TIPP Um zu wissen, welche Gehaltsvorstellungen angemessen sind, sollten Sie sich rechtzeitig bei dem zuständigen Berufsverband oder der Gewerkschaft nach den geltenden Tarifverträgen oder dem üblichen Gehaltsniveau erkundigen. Im Krankenhausbereich nimmt nicht nur der Anteil privater Einrichtungen zu, sondern auch ehemals öffentliche Krankenhäuser werden zunehmend in GmbHs umgewandelt, sodass auch dort hauseigene Tarife, oft mit speziellen Prämiensystemen, gelten. Auch hierüber können Sie sich beim Berufsverband oder der Gewerkschaft erkundigen. Die Gewerkschaften informieren – ihrer Satzung gemäß – nur Mitglieder; bei einer Mitgliedschaft bieten sie aber auch eine qualifizierte arbeitsrechtliche Vertretung.

Weitere Hinweise

Absage

Bekommen Sie nach dem Bewerbungsschreiben oder dem Vorstellungsgespräch eine Absage, seien Sie nicht entmutigt. Zumindest konnten Sie Erfahrungen sammeln und Routine gewinnen. Analysieren Sie Gründe und Ursachen für die Absage. Eventuell empfiehlt es sich noch eine Weiterbildung, einen Qualifizierungskurs oder ein Praktikum zu absolvieren.

UNSER TIPP Ein sehr nützliches Informationsangebot des Arbeitsamtes besteht in der Online-Datenbank für Aus- und Weiterbildung der Bundesanstalt für Arbeit. Das Programm heißt „KURS DIREKT" und bietet die jeweils aktuellsten Informationen über Qualifizierungs- und Weiterbildungskurse, Aufbaustudiengänge, Zugangsvoraussetzungen, Dauer, Kosten und Abschlüsse.

Sie können auch versuchen einen der Teilnehmer beim Vorstellungsgespräch, zu dem Sie vielleicht einen besonders „guten Draht" hatten, anzurufen und ihn nach den Gründen für die Ablehnung zu fragen.

UNSER TIPP Bewerben Sie sich auch um Stellen, die Sie nicht vordringlich interessieren, und nutzen Sie die Möglichkeit Bewerbungsgespräche zu führen. So gewinnen Sie zusätzliche Erfahrungen und Sicherheit. Und vielleicht erweist sich eine Stelle, die Sie zunächst als weniger attraktiv eingeschätzt haben, als ausgesprochener Glücksfall für Sie.

Werbungskosten

Im Lohnsteuerjahresausgleich können Sie alle Aufwendungen für Bewerbungen als Werbungskosten absetzen. Das Sammeln von Belegen lohnt sich aber nur dann, wenn die Höhe Ihrer Werbungskosten über der Pauschale liegt, die Ihnen ohnehin zur Verfügung steht. Wenn Sie sich aus der Arbeitslosigkeit heraus bewerben, ersetzt das Arbeitsamt einen Teil der Kosten. Sie müssen das aber *vorher* mit dem Arbeitsberater abklären.

In Stellenanzeigen ist manchmal nur eine Telefonnummer und keine Adresse angegeben. Telefonisch werden Sie dann die Auskunft bekommen, ob Sie gleich zum Vorstellungsgespräch eingeladen werden oder ob Sie zunächst Ihre Bewerbungsunterlagen schicken sollen. Werden Sie sofort zum Vorstellungsgespräch eingeladen, wird in der Regel erwartet, dass Sie die schriftlichen Bewerbungsunterlagen mitbringen. Erkundigen Sie sich telefonisch danach.

Krankenpflegeschulen

Krankenpflegeschulen laden oft mehrere Bewerber oder alle Bewerber des Jahrgangs zu einem Informationsgespräch ein. Nach einem Einführungsvortrag wird manchmal ein Aufsatz geschrieben oder ein ausführlicher Fragebogen ausgefüllt. Oft wird anschließend ein Einzelgespräch geführt oder die Bewerber werden nach Auswertung der Aufsätze zu einem Einzelgespräch eingeladen. Auch hier gilt: Erkundigen Sie sich telefonisch, wer am Vorstellungsgespräch teilnimmt, was von Ihnen erwartet wird und wie viel Zeit Sie einkalkulieren müssen.

PRAXISBERICHT

Interview mit einer Lehrerin für Krankenpflege

Frage: Wie werden an Ihrer Schule Vorstellungstage gestaltet?

Antwort: Natürlich laden wir nur die Bewerberinnen und Bewerber ein, die in den naturwissenschaftlichen Fächern mindestens die Note „befriedigend“ haben. Im Zeugnis dürfen keine unentschuldigten Fehlzeiten ausgewiesen sein.

Wir laden zwischen 10 und 15 Bewerberinnen und Bewerber zusammen an einem Tag ein. Der Tag beginnt mit einer Informationsveranstaltung, die dazu dient, die Besonderheiten des Berufs aus unserer Sicht darzustellen. Die Bewerberinnen und Bewerber können Fragen stellen und häufig ergibt sich schon eine erste Diskussion.
Danach lassen wir einen Aufsatz über ein relativ neutrales Thema schreiben, z. B. welche Musik die Kandidatinnen und Kandidaten aus welchen Gründen bevorzugen oder welches Land sie gerne einmal besuchen würden. Dieser Aufsatz dient zur Beurteilung der Sprachkenntnisse und der Ausdrucksfähigkeit.
Als weitere Aufgabe, die uns hilft die Bewerberinnen und Bewerber in ihrem Umgang mit anderen zu beurteilen, bitten wir die Gruppen gemeinsam ein Bild zu malen. Das Thema für dieses Bild kann „Das Krankenhaus der Zukunft" oder „Wie erhalte ich meine Gesundheit" lauten.

Eigeninitiative

Arbeitgeber schätzen es, wenn die Bewerber von sich aus aktiv werden. Deshalb ist es sinnvoll sich nicht nur auf Anzeigen hin zu bewerben, sondern die Bewerbungsaktivitäten breiter zu streuen. Dazu gibt es eine ganze Reihe von Möglichkeiten.

Nutzen sie die Beratungsangebote des Arbeitsamtes. Der Arbeitsvermittler kennt das Angebot an Ausbildungsplätzen und die Entwicklungen der Berufe auf dem Arbeitsmarkt. Auch der Stelleninformationsservice des Arbeitsamtes gibt aktuelle Hinweise auf freie Stellen und Ausbildungsplätze.

Stelleninformationsservice

UNSER TIPP Im Berufsinformationszentrum des Arbeitsamtes kann man mithilfe eines Computerprogramms Tipps und Hinweise zur Bewerbung um eine Arbeitsstelle abrufen. Sie können auch die Erstellung eines Bewerbungsschreibens üben. Es empfiehlt sich diese Informationsquelle um die Mittagszeit oder am frühen Nachmittag zu benutzen, da nachmittags großer Andrang besteht und morgens oft Schulklassen das Berufsinformationszentrum nutzen.
Interessant für Schulabgänger und Berufsanfänger: Es ist möglich mithilfe des Computerprogramms seine persönlichen Interessen herauszufinden und mit den gewünschten Berufsprofilen zu vergleichen. Sie sollten sich die Informationen ausdrucken lassen und

zu Hause noch einmal in Ruhe durcharbeiten. Weiterhin informiert dieses Programm über Berufsausbildungsbeihilfen und ihre Anspruchsvoraussetzungen.

Nutzen Sie persönliche Kontakte. Sprechen Sie mit Freunden, Bekannten und Verwandten, die vielleicht etwas für Sie tun können.

Selbst inserieren

Bei vorhandener Berufserfahrung und besonders bei speziellen Zusatzqualifikationen kann es sinnvoll sein selbst ein Inserat aufzugeben oder sich unaufgefordert zu bewerben. Für Inserate gibt das Arbeitsamt ein kostenloses Anzeigenblatt über qualifizierte Bewerberwünsche heraus, in dem Sie Ihre Bewerbungsanzeige veröffentlichen können („Markt und Chance").

Bewerben mit Berufserfahrung

Passende Qualifikationen

Wenn Sie sich auf eine Stelle bewerben, für die Mitarbeiter mit speziellen Erfahrungen und besonderen Qualifikationen gesucht werden, ist es besonders wichtig, dass sich Ihre Bewerbung von den vielen anderen Bewerbungen unterscheidet. Es muss erkennbar sein, dass Sie sich ausführlich mit der neuen Stelle und dem Text der Stellenausschreibung beschäftigt haben und genau über die Qualifikationen verfügen, die gesucht werden. Auf jede Stellenausschreibung gehen in der Regel sehr viele Bewerbungen ein. Bewerbungen, die den Eindruck von vervielfältigten Rundschreiben machen, die auch auf andere Stellen passen könnten, werden gleich aussortiert. Sie müssen also für jede Stelle, für die Sie sich bewerben, das Anschreiben und den Lebenslauf neu gestalten.

Das Bewerbungsschreiben soll sich gezielt auf die ausgeschriebene Stelle beziehen, auf den ersten Blick erkennen lassen, welche Ihrer Fähigkeiten für den entsprechenden Aufgabenbereich relevant sind, und zeigen, dass Sie sich über das Stellenangebot Gedanken gemacht haben und sich nicht für irgendeine, sondern genau für diese Stelle interessieren. Vermeiden Sie Floskeln wie „die ausgeschriebene Stelle interessiert mich sehr" oder: „ich bin überzeugt, dass ich die von Ihnen geforderten

Anforderungen erfülle". Benennen Sie stattdessen präzise, um welche Anforderungen es im angebotenen Stellenprofil geht, welche Ihrer Qualifikationen und Kenntnisse diesem Stellenprofil entsprechen und wo und wann Sie sie erworben haben. Sie sollten auch begründen, weshalb Sie sich für die Stelle bewerben, um Ihre Berufserfahrung zu erweitern, um einen neuen Verantwortungsbereich zu übernehmen usw. Formulieren Sie kurz und prägnant, das Anschreiben sollte möglichst nicht mehr als eine Seite umfassen.

Anschreiben

Lebenslauf

Wenn Sie sich mit entsprechenden Berufserfahrungen und Qualifikationen auf anspruchsvolle Stellen bewerben, entfällt die im Lebenslauf oft übliche Rubrik Hobbys oder Interessen. In diesem Zusammenhang interessieren nur Kenntnisse und Erfahrungen, die für die angestrebte Stelle von Bedeutung sind. Es ist von Vorteil, wenn der Lebenslauf auf eine Seite passt, sodass auf den ersten Blick Ihre Ausbildung, Ihre Berufstätigkeit und Ihre Zusatzqualifikationen ersichtlich sind. Reicht eine Seite nicht aus um Ihre Berufserfahrungen darzustellen, so bringen Sie persönliche Daten und die Angaben zu Ihrer Ausbildung auf der ersten und die Angaben zu den Stationen Ihrer Berufstätigkeit, Weiterbildungen und sonstiger Kenntnisse auf der zweiten Seite unter.

Anzeigen für qualifizierte Stellen finden Sie nicht nur in den großen überregionalen Zeitungen und Zeitschriften, sondern vor allem in den Fachzeitschriften des Gesundheitswesens.

Im Folgenden finden Sie nach einer Analyse des jeweiligen Anforderungsprofils zwei Bewerbungsschreiben und Lebensläufe, die besonders auf die ausgeschriebene Position zugeschnitten sind.

Firmenprofil: Kurklinik und Rehaklinik, Bereiche Chirurgie, Unfallchirurgie	Eigenprofil:
Stellenprofil: Abteilungsleitung Krankengymnastik und Massage	abgeschlossene Ausbildung als Physiotherapeut
Berufserfahrung in der Rehabilitation	9 Jahre Berufserfahrung, 3,5 Jahre Chirurgie Frankfurt, seit 4 Jahren Unfallchirurgie Darmstadt
Leitungserfahrung	stellvertretende Abteilungsleitung seit 2 Jahren
Zusatzqualifikationen	manuelle Therapie nach Cyriax und graniosakrale Therapie

Felix Müller
Frankfurter Straße 11
65812 Bad Soden

28. Mai 1998

Kurklinik Salmünster
z. H. Herrn Dr. Meyer
Waldstraße 5
61250 Usingen

Bewerbung um die Stelle als Abteilungsleiter/in Krankengymnastik und Massage

Sehr geehrter Herr Dr. Meyer,

ich bewerbe mich aufgrund Ihrer Anzeige vom 24. Mai im Frankfurter Anzeiger. Ihre Kurklinik hat sich auf stationäre und teilstationäre Rehabilitation von Unfallpatienten spezialisiert. Sie suchen einen Krankengymnasten mit Berufserfahrung, der über Zusatzqualifikationen in der Rehabilitation sowie Kenntnisse in postoperativer Behandlung verfügt und Leitungserfahrung mitbringt.

Seit meiner Ausbildung als Physiotherapeut und Masseur bin ich neun Jahre lang ununterbrochen beruflich tätig. Ich verfüge über Zusatzausbildungen in manueller Therapie und graniosakraler Therapie und habe auch bisher vorwiegend in der stationären Rehabilitation gearbeitet. Meine letzte Stelle war in der Unfallchirurgie der Universitätsklinik in Darmstadt, in der ich in den letzten zwei Jahren die stellvertretende Leitung der Abteilung für Physiotherapie innehatte und wo ich an der Organisation und Planung der Therapie mitgearbeitet habe.

Ich suche nach einer neuen Herausforderung und nach einem Aufgabengebiet, in dem ich selbstständig arbeiten und Verantwortung tragen kann. Der Kur- und Rehabereich reizt mich insbesondere deshalb, weil durch die längere Verweildauer der Patienten Erfolge in der Rehabilitation besser zu erreichen und zu sichern sind.

An der ausgeschriebenen Stelle bin ich sehr interessiert, ich könnte zum 1. Oktober bei Ihnen anfangen.

Ich freue mich über einen Vorstellungstermin.

Mit freundlichen Grüßen

Felix Müller

Anlagen: Lebenslauf mit Lichtbild
7 Zeugniskopien

Felix Müller
Frankfurter Straße 11
65812 Bad Soden

Lebenslauf

Persönliche Daten

Name:	Felix Müller
Geburtsdatum:	12. Februar 1968
Geburtsort:	Frankfurt

Schulbildung

August 1974–Juni 1978	Besuch der Grundschule in Frankfurt
August 1978–Juli 1984	Besuch der Goethe-Schule in Frankfurt
Juli 1984	Realschulabschluss an der Goethe-Schule in Frankfurt

Berufsausbildung

September 1984–Juli 1987	Physiotherapieausbildung an der staatlichen Lehranstalt für Physiotherapie in Frankfurt
Juli 1987	staatliche Prüfung als Physiotherapeut

Berufstätigkeit

Januar 1989–Dezember 1992	Tätigkeit als Physiotherapeut in der Chirurgischen Klinik der Universität Frankfurt
Januar 1993–März 1994	Tätigkeit als Physiotherapeut in der Praxis für Krankengymnastik Peter Schulz in Frankfurt
seit April 1994	Tätigkeit als Physiotherapeut in der Unfallchirurgie der Universitätsklinik Darmstadt
seit Januar 1996	stellvertretender Abteilungsleiter der physiotherapeutischen Abteilung in der Universitätsklinik Darmstadt

Zivildienst

September 1987–Dezember 1988	Zivildienst im integrativen Kindergarten in Frankfurt

Weiterbildung

September 1994	Fortbildung in manueller Therapie nach Cyriax im Rehazentrum Am Kurpark in Oberdorf
Mai 1996	Fortbildung in graniosakraler Therapie in Fellbach, Aus- und Weiterbildungsinstitut des Verbandes der physiotherapeutischen Berufe

Bad Soden, den 28. Mai 1998

Felix Müller

Firmenprofil: neurologisches Krankenhaus Stellenprofil: ausgebildete Logopädin/Logopäde	Eigenprofil: staatlich geprüfte Logopädin
Berufserfahrung	seit fünf Jahren berufstätig
Erfahrung mit neurologischen Patienten	neurologische Kinderklinik, Rehabilitation von unfallverletzten Kindern und Jugendlichen
interdisziplinäre Arbeit im Team	Mitarbeit in einem multiprofessionellen Team von Gesundheitsberufen der Rehabilitation, Zusammenarbeit mit Ärzten
Kenntnis in verschiedenen Sprachtherapien	Fortbildungen an der Akademie für Sprach- und Stimmstörungen in Berlin, Sprachtherapie in der Frührehabilitation, zentrale Sprechstörungen, orofaciale Therapie

Ülkü Hikmet
Heidestraße 12
10557 Berlin

25. 5. 1998

Neurologisches Krankenhaus
der Berufsgenossenschaft
Am See 4
13503 Berlin

Bewerbung als Logopädin

Sehr geehrte Damen und Herren,

Ihr neurologisches Krankenhaus sucht eine Logopädin, die Bereitschaft zur interdisziplinären Zusammenarbeit mitbringt und über Erfahrung im Umgang mit neurologischen Patientinnen und Patienten verfügt.

Meine Ausbildung als Logopädin habe ich 1992 mit dem Staatsexamen abgeschlossen und seither vorwiegend in der Rehabilitation und Anschlussheilbehandlung gearbeitet. In der neurologischen Kinderklinik Bad Lautertal arbeitet bei der Rehabilitation von unfallverletzten Kindern und Jugendlichen ein multiprofessionelles Team von in Gesundheitsfachberufen Tätigen, Ärzten und Psychologen zusammen. Wie aus meinem Lebenslauf und meinen Zeugnissen hervorgeht, habe ich in mehreren Fortbildungen Kenntnisse über diverse Therapien der Stimm- und Sprachtherapie erworben.

Um meine beruflichen Kenntnisse zu erweitern möchte ich meine Erfahrungen auf die Therapie von Erwachsenen ausdehnen. Deshalb bewerbe ich mich auf Ihre Annonce in „Markt und Chance" vom 15. 5. 1998 und hoffe zu einem Vorstellungstermin eingeladen zu werden.

Mit freundlichen Grüßen

Ülkü Hikmet

Anlagen: Lebenslauf
Lichtbild
8 Zeugniskopien

Ülkü Hikmet
Heidestraße 12
10557 Berlin

Lebenslauf

Persönliche Daten

Name:	Ülkü Hikmet
Geburtsdatum:	22. 5. 1969
Geburtsort:	Berlin
Staatsangehörigkeit:	deutsch

Schulbildung

August 1975–Juni 1979	Besuch der Grundschule in Berlin
August 1979–Juli 1986	Besuch der Schiller-Schule in Berlin
Juli 1986	Realschulabschluss an der Schiller-Schule in Berlin

Berufsausbildung

September 1987–September 1989	sozialpädagogisches Praktikum im Kinderheim „Rote Grütze"
Oktober 1989–Dezember 1989	klinisches Praktikum in der HNO-Abteilung des Paracelsus-Krankenhauses in Berlin
Januar 1990–Dezember 1992	Ausbildung als Logopädin an der Lehranstalt für Logopädie in Berlin
Dezember 1992	staatliche Prüfung als Logopädin

Berufstätigkeit

Januar 1993–Dezember 1995	Tätigkeit als Logopädin in der Kurklinik „Waldblick" in Berlin
Januar 1996 bis heute	Tätigkeit als Logopädin in der neurologischen Kinderklinik Bad Lautertal in Brandenburg

Weiterbildung

Mai 1993	an der Akademie für Sprach- und Stimmtherapie in Berlin: Sprachtherapie in der Frührehabilitation
Oktober 1994	ebenda: Zentrale Sprechstörungen – Untersuchungsmethoden und Behandlungsverfahren
April 1996	ebenda: Orofaciale Therapie

Sonstiges

August 1986–August 1987	Aupairmädchen in USA

Sonstige Kenntnisse
Englisch und Türkisch, EDV-Kenntnisse

Berlin, den 28. 5. 1998

Ülkü Hikmet

Die unaufgeforderte Bewerbung/Bewerbung auf Verdacht

Wenn Sie eine neue Stelle suchen und bereits über Erfahrung in einem Gesundheitsberuf verfügen und spezielle Zusatzqualifikationen erworben haben, sollten Sie Ihre Bewerbungsaktivitäten um die Blindbewerbung bzw. Initiativbewerbung erweitern. Hierbei reagieren Sie nicht auf eine Stellenanzeige, sondern suchen sich aus dem Branchenverzeichnis, den Gelben Seiten oder aus Fachzeitschriften Betriebe heraus, die für Sie infrage kommen. In Ihrem Bewerbungsschreiben schildern Sie Ihre speziellen Fähigkeiten und den Grund, warum Sie gerade diesen Betrieb ausgewählt haben, und fragen, ob vielleicht jetzt oder auch zu einem späteren Zeitpunkt ein Mitarbeiter mit Ihren Qualifikationen gesucht wird.

Blindbewerbung

Blindbewerbungen sind oft erfolgreicher als Bewerbungen auf Stellenanzeigen, weil Sie nicht mit einer großen Anzahl von Bewerbern konkurrieren und der Arbeitgeber daher die Möglichkeit hat sich ausführlicher mit Ihren Unterlagen zu befassen. Außerdem zeigen Sie mit Ihrer unaufgeforderten Bewerbung, dass Sie von sich aus aktiv werden und eigenverantwortlich zu handeln gewohnt sind.

Gute Aussichten

Der Arbeitsvertrag

Seit 1991 besteht eine Richtlinie der Europäischen Gemeinschaft zum schriftlichen Arbeitsvertrag, die seit 1995 auch in Deutschland Gesetz ist. Danach ist der Arbeitgeber verpflichtet spätestens zwei Monate nach Arbeitsbeginn über die folgenden Punkte des Arbeitsverhältnisses schriftlich zu informieren:

Inhalt

- Personalien der Vertragspartner,
- den oder die Einsatzorte,
- Art der Stelle, Amtsbezeichnung, Eingruppierung,
- Beschreibung der Tätigkeit,
- Zeitpunkt des Beginns des Arbeitsverhältnisses,
- bei einem befristeten Arbeitsverhältnis vorhersehbare Dauer der Tätigkeit,
- Urlaubsanspruch,
- Kündigungsfristen,

- normale Tages- und Wochenarbeitszeit,
- Anfangsgehalt sowie Zeitpunkt der Zahlungen,
- Angabe der Tarifverträge, in denen die Arbeitsbedingungen geregelt sind.

Schriftform

Achten Sie darauf, dass alle ausgehandelten Vereinbarungen und Zusagen schriftlich festgehalten werden. Stellen Sie fest, dass wichtige Vereinbarungen fehlen, können Sie die Punkte protokollieren und dem Arbeitgeber als Ergänzung zum Vertrag zusenden.

Das Arbeitszeugnis

Für berufserfahrene Bewerber, die sich mit der neuen Stelle eine Verbesserung ihrer beruflichen Position und ihres Einkommens erhoffen, spielen Arbeitszeugnisse eine wichtigere Rolle als die Zeugnisnoten ihrer schulischen und beruflichen Abschlüsse.

Einfache/qualifizierte Zeugnisse

Man unterscheidet einfache Zeugnisse, die Aussagen über die durchgeführten Tätigkeiten, das Einsatzgebiet und die Qualifikationen machen, und qualifizierte Zeugnisse, die darüber hinaus die Leistungen und sozialen Kompetenzen beurteilen.

Jeder Arbeitnehmer hat, wenn er die Stelle wechselt oder ausscheidet, einen Anspruch auf ein Zeugnis. Einfache Zeugnisse werden in der Regel nur für Mitarbeiter mit einfachen Aufgaben ausgestellt. Bei einer qualifizierten Berufsausbildung und beruflicher Erfahrung ist daher ein qualifiziertes Zeugnis üblich. Da im Zeugnis keine nachteiligen Aussagen enthalten sein dürfen, haben viele Arbeitgeber verschlüsselte Formulierungen gewählt um nicht zulässige negative Urteile dennoch im Zeugnis mitteilen zu können.

Zeugniscode

Dieser Zeugniscode ist kein Geheimnis (z. B. Hans Friedrich, Zeugnisse im Beruf, Falken Verlag). Sie sollten rechtzeitig um ein Zeugnis bitten, sodass Sie genügend Zeit haben die Formulierungen zu prüfen und gegebenenfalls Änderungen zu verlangen. Achten Sie darauf, dass das Zeugnis Ihren Fähigkeiten entspricht, Ihre besonderen Kompetenzen ausreichend würdigt und keine negativen Charakterzuschreibungen enthält.

Je höher Ihre Position ist und je selbstständiger Sie arbeiten, desto eher ist es möglich, dass Sie Ihr Zeugnis oder einen Zeugnisentwurf selbst schreiben. Manche Arbeitgeber sind sogar dankbar für diese Unterstützung oder fordern ihre Mitarbeiter dazu auf, einen Formulierungsvorschlag einzureichen. Wenn Sie eine aussichtsreiche Karriere vor sich haben und sich z. B. um eine leitende Stelle in einer großen Klinik bewerben, ist es empfehlenswert sich von einem auf Arbeitsrecht spezialisierten Rechtsanwalt beraten zu lassen und gleich bei Mitteilung an den Arbeitgeber, dass Sie ein Zeugnis wünschen, einen Formulierungswunsch oder -vorschlag vorzulegen. Wenn Ihre Darstellung den Tatsachen entspricht, wird der Arbeitgeber in der Regel diese Zuarbeit gerne annehmen, weil das Schreiben eines Zeugnisses sehr aufwändig ist.

Eigener Zeugnisentwurf

Wiedereinstieg und Umschulung nach der Familienphase

Der Wiedereinstieg in den Beruf ist bei den Pflegeberufen relativ einfach. Der Weg führt häufig über Aufhilfstätigkeiten, die in einem Krankenhaus, einer Sozialstation oder in einem Altenheim übernommen werden. Nicht selten wird diesen Aushilfskräften eine frei werdende Stelle angeboten. Viele Arbeitnehmer behalten auch während der Familienphase Aushilfstätigkeiten bei. Wenn sie dann wieder eine Teilzeit- oder Vollzeitstelle besetzen wollen, werden sie fast immer berücksichtigt, wenn eine Stelle frei wird. In strukturschwachen Gebieten – mittlerweile kommt oft noch die Schließung von Kureinrichtungen hinzu – ist die Situation allerdings meist schwierig.

Aushilfstätigkeit

Das Alter der Bewerberinnen spielt im Pflegebereich eine untergeordnete Rolle. Selbst für eine Umschulung in einen Pflegeberuf liegt die Altersgrenze sehr hoch. Frauen, die jahrelang einen größeren Haushalt geführt haben, wird unterstellt, dass sie eine besondere Kompetenz für pflegerische Tätigkeiten mitbringen.

Alter

Für die anderen Gesundheitsfachberufe sind keine so eindeutigen Aussagen möglich. Hier werden ältere Bewerberinnen, vor allem wenn sie vor der Familienphase kaum Berufserfahrung gesammelt haben, weniger stark berücksichtigt.

Speziell bei den Berufen der Rehabilitation und den Handwerksberufen besteht prinzipiell noch die Möglichkeit sich selbstständig zu machen. Dieser Weg ist in Berufen der Primärversorgung und Diagnostik Tätigen verwehrt. Sie sind darauf angewiesen, in Kliniken oder Praxen zu arbeiten, wo die Technisierung in den letzten Jahren so fortgeschritten ist, dass ein Wiedereinstieg oft nur nach entsprechenden Fortbildungen möglich ist. Meist wird unterstellt, dass ältere Arbeitssuchende dazu nicht mehr in der Lage sind.

Selbstständigkeit

Wichtig ist es, sich beim Arbeitsamt nach speziellen Programmen für den Wiedereinstieg in den Beruf zu erkundigen, wenn es schwierig ist eine Stelle zu finden. Gerade für Frauen gibt es zur Zeit Sonderprogramme zur Wiedereingliederung in den Beruf und spezielle Umschulungsangebote.

Sonderprogramme

Verzeichnis der Berufsorganisationen

Pflegeberufe

Bund Deutscher Hebammen e.V. (BDH)
Postfach 17 24
76006 Karlsruhe

Deutscher Berufsverband für Altenpflege e.V.
L 14, 11
68161 Mannheim

Deutscher Verband für Pflegeberufe e.V. (DBfK)
Hauptstr. 392
65760 Eschborn

Gesundheitsberufe in der Primärversorgung

Berufsverband der Arzt-, Zahnarzt- und Tierarzthelferinnen e.V.
Valterweg 16
65817 Eppstein

Berufsverband pharmazeutisch-technischer Assistentinnen (BVPTA)
Schroten 1 a
66121 Saarbrücken

Verband der Diätassistenten – Deutscher Berufsverband e.V.
Postfach 10 51 12
40042 Düsseldorf

Berufsverband der Orthoptistinnen Deutschlands e.V. (BOD)
Josephsplatz 20
90403 Nürnberg

Berufsverband für den Rettungsdienst e.V.
Generalsekretariat
Cappenberger Str. 78
44543 Lünen/Westfalen

Verband Deutscher Rettungssanitäter e.V.
Postfach 10 22 11
63268 Dreieich

Zentralverband der Medizinischen Fußpfleger
Deutschlands e.V.
Johannisstr. 12
58452 Witten

Gesundheitsfachberufe in der Diagnostik

Deutscher Verband Technischer Assistenten in der
Medizin e.V. (dvta)
Spaltingstr. 110 B
20097 Hamburg

Verband Deutscher Cytologisch Tätiger
Assistenten e.V. (VDCA)
Emil-Hoffmann-Str. 7a
50996 Köln

Gesundheitsfachberufe in der Rehabilitation

Deutscher Verband für Physiotherapie – Zentralverband der
Physiotherapeuten/Krankengymnasten e.V. (ZVK)
Postfach 21 02 80
50528 Köln

Deutscher Verband der Ergotherapeuten (DVE)
Postfach 22 08
76303 Karlbad-Ittersbach

Deutscher Berufsverband der Logopädie
Augustinusstr. 9d
50226 Frechen

Deutscher Berufsverband der Motopädinnen/
Mototherapeutinnen DBM e.V.
Geschäftsstelle
Goethestr. 66
44147 Dortmund

Literaturverzeichnis

Alber, J.: Das Gesundheitswesen der Bundesrepublik Deutschland. Entwicklung, Struktur und Funktionsweise. Frankfurt, Campus Verlag 1992

Becker, W./Meifort, B.: Pflegen als Beruf – ein Berufsfeld in der Entwicklung. Berufe in der Gesundheits- und Sozialpflege: Ausbildung, Qualifikationen, berufliche Anforderungen. Eine Praxisanalyse. Bielefeld, Bundesinstitut für Berufsbildung 1994

Beske, F./Brecht, J. G./Reinkemeier, A.-M.: Das Gesundheitswesen in Deutschland. Struktur – Leistungen – Weiterentwicklung. Köln, Deutscher Ärzte Verlag 1995

Bildung und Beruf. Gesundheitswesen 1, 2, 3, 4. Schriften Nr. 111 a–d der Bundesanstalt für Arbeit, 6. Auflage 1997

Bundesanstalt für Arbeit: Ihre berufliche Zukunft 11. Nichtärztliche Gesundheitsberufe. Soziale Berufe. Körperpflegeberufe. Nürnberg, Bundesanstalt für Arbeit 1996

Dietrich, H.: Zur Situation und Entwicklung der Pflegeberufe in der Bundesrepublik Deutschland. „Arbeitsmarkt für Pflegeberufe". Projekt des Instituts für Arbeitsmarkt- und Berufsforschung. Bonn, Bundesministerium für Arbeit und Sozialordnung 1994

Gowarek, M.: Informationsmappe Pflegeberufe. Dokumentationsdienste des Instituts für Arbeitsmarkt- und Berufsforschung. Nürnberg 1996

Oberender, P./Hebborn, A.: Wachstumsmarkt Gesundheit. Therapie des Kosteninfarkts. Frankfurt, Fischer Verlag 1994

Sachverständigenrat für die Konzertierte Aktion im Gesundheitswesen: Gesundheitswesen in Deutschland. Kostenfaktor und Zukunftsbranche. Band I. Demographie, Morbidität, Wirtschaftlichkeitsreserven und Beschäftigung. Baden-Baden, Nomos Verlagsgesellschaft 1996

Werner, B./Voltz, G. (Hg.): Unser Gesundheitssystem. Sankt Augustin, Asgard Verlag Hippe 1994

Register

Anhang: Vergütungen

Vergütungen: Pflegepersonal und Hebammen im öffentlichen Dienst (1.1.1998–31.12.1998)

Ortszuschlagstabelle
(Monatsbeträge in DM)
Gültig ab 1. Januar 1998

Tarifklasse	Zu der Tarifklasse gehörende Vergütungsgruppen	Stufe 1 ledig	Stufe 2 verheiratet	Stufe 3 1 Kind	Stufe 4 2 Kinder	Stufe 5 3 Kinder	Stufe 6 4 Kinder	Stufe 7 5 Kinder	Stufe 8 6 Kinder
Ib	Kr. XIII	982,84	1168,70	1326,18	1483,66	1641,14	1798,62	1956,10	2113,58
Ic	Kr. VII bis Kr. XII	873,48	1059,34	1216,82	1374,30	1531,78	1689,26	1846,74	2004,22
II	Kr. I bis Kr. VI	822,77	999,83	1157,31	1314,79	1472,27	1629,75	1787,23	1944,71

Bei mehr als sechs Kindern erhöht sich der Ortszuschlag für jedes weitere zu berücksichtigende Kind um 157,48 DM

In der Tarifklasse II erhöht sich der Ortszuschlag für das erste Kind um je 10 DM, für das zweite und jedes weitere zu berücksichtigende Kind für Angestellte mit Vergütung nach

- der Vergütungsgruppe Kr. I um je 50,– DM
- der Vergütungsgruppe Kr. II um je 40,– DM

Die allgemeine Zulage

beträgt monatlich für die Vergütungsgruppen

Kr. I bis Kr. II	158,18 DM
Kr. III bis Kr. VI	186,82 DM
Kr. VII bis Kr. XIII	199,27 DM

Tabelle der Grundvergütungen für die Angestellten der Vergütungsgruppen Kr. XIII bis Kr. I nach Vollendung des 20. Lebensjahres

(monatlich in DM)

Gültig ab 1. Januar 1998 bis 31. Dezember 1998

Vergütungs-gruppe	Grundvergütungssätze in Stufe 1	2	3	4
Kr. XIII	4632,32	4828,09	5023,88	5176,15
Kr. XII	4281,24	4463,57	4645,87	4787,66
Kr. XI	3971,47	4146,47	4321,44	4457,56
Kr. X	3675,24	3837,57	3999,91	4126,17
Kr. IX	3403,33	3553,44	3703,59	3820,36
Kr. VIII	3150,65	3289,74	3428,84	3537,05
Kr. VII	2919,67	3048,18	3176,65	3276,60
Kr. VI	2711,19	2828,95	2946,70	3038,28
Kr. Va	2583,41	2693,51	2803,60	2889,22
Kr. V	2495,70	2599,86	2704,03	2785,03
Kr. IV	2337,13	2429,71	2522,30	2594,31
Kr. III	2190,05	2268,71	2347,39	2408,58
Kr. II	2052,16	2121,12	2190,08	2243,71
Kr. I	1925,78	1987,16	2048,52	2096,24

Grundvergütungssätze in Stufe				
5	6	7	8	9
5328,40	5480,70	5632,97	5785,25	5937,52
4929,48	5071,27	5213,06	5354,87	5496,69
4593,64	4729,74	4865,82	5001,93	5138,04
4252,43	4378,68	4504,95	4631,18	4757,45
3937,12	4053,91	4170,70	4287,46	4404,23
3645,25	3753,44	3861,63	3969,82	4077,99
3376,53	3476,47	3576,40	3676,33	3776,27
3129,87	3221,45	3313,03	3404,60	3496,23
2974,84	3060,48	3146,10	3231,73	3317,32
2866,05	2947,05	3028,05	3109,07	3190,09
2666,31	2738,33	2810,34	2882,35	2954,34
2469,78	2530,97	2592,15	2653,34	2714,52
2297,33	2350,97	2404,60	2458,23	2511,87
2143,97	2191,70	2239,41	2287,14	2334,86

Gesamtvergütungen unter 18 Jahren

ab 1. Januar 1998

Vergütungsgruppe	DM
Kr. III	2561,90
Kr. II	2443,69
Kr. I	2336,27

Ausbildungsvergütungen

ab 1. Januar 1998

für Schülerinnen/Schüler in der Krankenpflege, Kinderkrankenpflege und Krankenpflegehilfe und Hebammenschülerinnen/Schüler in der Entbindungspflege

(monatlich in DM)

Schülerinnen/Schüler in der Krankenpflege, Kinderkrankenpflege und Entbindungspflege

im 1. Ausbildungsjahr	1267,62 DM
im 2. Ausbildungsjahr	1371,10 DM
im 3. Ausbildungsjahr	1537,79 DM
Krankenpflegehilfe	1152,66 DM

Entgelte im Praktikum
ab 1. Januar 1998

Beruf	Entgelt DM	Verheirateten-zuschlag DM
Ärztinnen und Ärzte im Praktikum im 1. Jahr	2060,87	109,70
Ärztinnen und Ärzte im Praktikum im 2. Jahr	2348,26	109,70
pharm.-techn. Assistenten/innen	2058,80	112,00
Rettungsassistenten/innen, Masseure/innen und med. Bademeister/innen	1966,93	112,00

Überstunden-vergütungen		Stunden-vergütungen	
Vergütungs-gruppe	DM	Vergütungs-gruppe	DM
Kr. XIII	43,59	Kr. XIII	37,90
Kr. XII	40,17	Kr. XII	34,93
Kr. XI	37,90	Kr. XI	32,96
Kr. X	35,63	Kr. X	30,98
Kr. IX	33,52	Kr. IX	29,15
Kr. VIII	32,95	Kr. VIII	27,46
Kr. VII	31,08	Kr. VII	25,90
Kr. VI	30,15	Kr. VI	24,12
Kr. Va	29,04	Kr. Va	23,23
Kr. V	28,26	Kr. V	22,61
Kr. IV	26,84	Kr. IV	21,47
Kr. III	25,45	Kr. III	20,36
Kr. II	24,23	Kr. II	19,38
Kr. I	23,13	Kr. I	18,50

Weihnachtsgeld

Die Zuwendung beträgt 1998 92,39 % der Urlaubsvergütung.

Erholungsurlaub

Der Erholungsurlaub der Angestellten, deren durchschnittliche regelmäßige wöchentliche Arbeitszeit auf fünf Arbeitstage in der Kalenderwoche verteilt ist (Fünftagewoche), beträgt gemäß BAT

in den Vergütungs-gruppen	bis zum vollendeten 30. Lebens-jahr	bis zum vollendeten 40. Lebens-jahr	nach vollendeten 40. Lebens-jahr
		– Arbeitstage –	
Kr. XIII bis Kr. I	26	29	30

Vergütungen: Angestellte des Bundes und der Länder (1.1.1998–31.12.1998)

Ortszuschlagstabelle für die Angestellten

(Monatsbeträge in DM)

Gültig ab 1. Januar 1998

Tarif-klasse	Zu der Tarifklasse gehörende Vergütungs-gruppen	Stufe 1 ledig	Stufe 2 verheiratet	Stufe 3 1 Kind	Stufe 4 2 Kinder	Stufe 5 3 Kinder	Stufe 6 4 Kinder	Stufe 7 5 Kinder	Stufe 8 6 Kinder
Ib	IIb bis I	982,84	1168,70	1326,18	1483,66	1641,14	1798,62	1956,10	2113,58
Ic	Va/b bis III	873,48	1059,34	1216,82	1374,30	1531,78	1689,26	1846,74	2004,22
II	X bix Vc	822,77	999,83	1157,31	1314,79	1472,27	1629,75	1787,23	1944,71

Zulagen für Kinder

Bei mehr als sechs Kindern erhöht sich der Ortszuschlag für jedes weitere zu berücksichtigende Kind um 157,48 DM.

In der Tarifklasse II erhöht sich der Ortszuschlag für das erste Kind um je 10 DM, für das zweite und jedes weitere zu berücksichtigende Kind für Angestellte mit Vergütung nach

- der Vergütungsgruppe X und IXb um je 50,– DM,
- der Vergütungsgruppe IXa um je 40,– DM,
- der Vergütungsgruppe VIII um je 30,– DM.

Tabelle der Grundvergütungen für die Angestellten der Vergütungsgruppen I bis X nach Vollendung des 21. bzw. 23. Lebensjahres

(zu § 27 Abschn. A BAT)

Gültig ab 1. Januar 1998 bis 31. Dezember 1998

Vergütungsgruppe	Grundvergütung der Lebensaltersstufe nach vollendetem 21.	23.	25.	27.	29.	31.	33. Lebensjahr (monatlich in DM)
I	–	5236,47	5520,32	5804,26	6088,15	6372,08	6656,01
Ia	–	4826,62	5047,27	5267,82	5488,44	5709,05	5929,68
Ib	–	4290,91	4503,01	4715,10	4927,18	5139,26	5351,36
IIa	–	3803,44	3998,24	4193,11	4387,87	4582,67	4777,50
IIb	–	3546,35	3723,89	3901,46	4079,06	4256,67	4434,25
III	3380,27	3546,35	3712,38	3878,45	4044,53	4210,60	4376,68
IVa	3064,16	3216,14	3368,08	3520,02	3671,98	3823,93	3975,88
IVb	2801,69	2922,27	3042,77	3163,33	3283,81	3404,37	3524,91
Va	2477,34	2572,83	2668,30	2771,47	2877,41	2983,40	3089,40
Vb	2477,34	2572,83	2668,30	2771,47	2877,41	2983,40	3089,40
Vc	2341,78	2427,85	2514,02	2604,39	2694,78	2788,98	2889,23
VIa	2217,62	2284,15	2350,62	2417,16	2483,61	2552,10	2621,94
VIb	2217,62	2284,15	2350,62	2417,16	2483,61	2552,10	2621,94
VII	2054,47	2108,47	2162,50	2216,50	2270,53	2324,53	2378,53
VIII	1900,58	1949,94	1999,39	2048,76	2098,18	2147,57	2197,01
IXa	1838,38	1887,53	1936,64	1985,76	2034,86	2083,97	2133,06
IXb	1769,48	1814,33	1859,12	1903,93	1948,75	1993,59	2038,41
X	1643,07	1687,90	1732,75	1777,55	1822,38	1867,18	1912,00

Grundvergütung der Lebensaltersstufe nach vollendetem							
35.	37.	39.	41.	43.	45.	47.	49.
Lebensjahr (monatlich in DM)							
6939,86	7223,79	7507,67	7791,61	8075,52	8359,42	8643,29	–
6150,35	6370,90	6591,52	6812,14	7032,80	7253,37	7464,90	–
5563,44	5775,53	5987,63	6199,70	6411,78	6623,87	6835,46	–
4972,28	5167,11	5361,90	5556,77	5751,56	5946,27	–	–
4611,84	4789,43	4967,00	5144,63	5322,17	5399,77	–	–
4542,72	4708,78	4874,86	5040,97	5207,03	5364,99	–	–
4127,84	4279,82	4431,77	4583,72	4735,71	4885,55	–	–
3645,46	3766,00	3886,52	4007,08	4127,60	4143,64	–	–
3195,36	3301,37	3407,33	3513,33	3619,30	3717,76	–	–
3195,36	3301,37	3407,33	3513,33	3619,30	3626,65	–	–
2989,59	3089,85	3190,14	3289,15	–	–	–	–
2691,77	2762,83	2840,36	2917,83	2995,37	3072,84	3150,40	3216,85
2691,77	2762,83	2840,36	2917,83	2978,49	–	–	–
2432,59	2486,58	2542,06	2598,81	2639,75	–	–	–
2246,39	2295,80	2332,50	–	–	–	–	–
2182,18	2231,15	–	–	–	–	–	–
2083,21	2121,12	–	–	–	–	–	–
1956,85	2001,63	–	–	–	–	–	–

Gesamtvergütungen unter 18 Jahren

ab 1. Januar 1998

Vergütungsgruppe	
VIa	2584,33 DM
VIb	2584,33 DM
VII	2445,65 DM
VIII	2314,85 DM
IXa	2261,98 DM
IXb	2203,41 DM
X	2095,96 DM

Die allgemeine Zulage

beträgt monatlich für die Vergütungsgruppe:

X bis IXa (soweit in der Protokollnotiz Nr. 1 aufgeführt)	158,18 DM
VIII (soweit nicht in der Protokollnotiz Nr. 1 aufgeführt) bis Vc sowie Vb (soweit in der Protokollnotiz Nr. 2 aufgeführt)	186,82 DM
Vb (soweit nicht in der Protokollnotiz Nr. 2 aufgeführt) bis IIa	199,27 DM
Ib bis I	74,71 DM

Überstunden-vergütungen		**Stunden-vergütungen**	
Vergütungs-gruppe	DM	Vergütungs-gruppe	DM
	52,50	I	45,65
a	48,13	Ia	41,85
b	44,28	Ib	38,50
Ia	40,54	IIa	35,25
Ib	38,49	IIb	33,47
II	36,60	III	31,83
Va	33,68	IVa	29,29
Vb	31,02	IVb	26,97
Va/Vb	29,90	Va/Vb	24,92
Vc	28,45	Vc	22,76
VIa/VIb	26,40	VIa/VIb	21,12
VII	24,78	VII	19,82
VIII	23,28	VIII	18,62
Xa	22,41	IXa	17,93
Xb	22,00	IXb	17,60
X	20,89	X	16,71

Weihnachtsgeld

Die Zuwendung beträgt 1998 92,39 % der Urlaubsvergütung.

Urlaubsgeld

Vergütungsgruppe X bis Vc	650,– DM
Vergütungsgruppe Vb bis I	500,– DM
Nichtvollbeschäftigte	anteilig
Auszubildende	500,– DM

Entgelte im Praktikum
ab 1. Januar 1998

Beruf	Entgelt	Verheirateten-zuschlag
Sozialarbeiter/innen Sozialpädagogen/innen Heilpädagogen/innen	2422,32 DM	117,56 DM
Erzieher/innen	2058,80 DM	112,00 DM
Kinderpfleger/innen	1966,93 DM	112,00 DM

Ausbildungsvergütungen

im 1. Ausbildungsjahr	1073,39 DM
im 2. Ausbildungsjahr	1158,23 DM
im 3. Ausbildungsjahr	1236,10 DM
im 4. Ausbildungsjahr	1344,15 DM

Einstiegshilfen

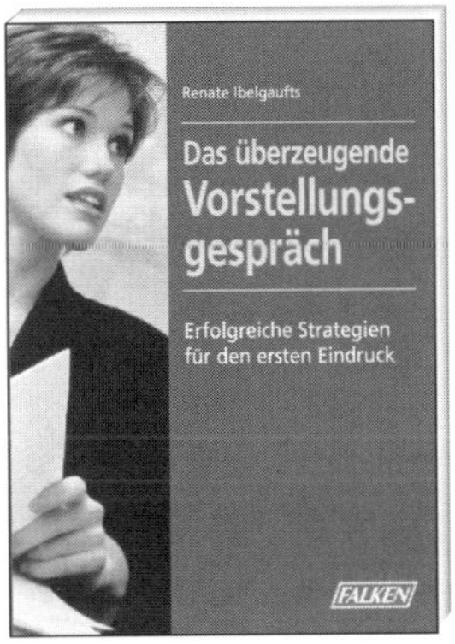

Von R. Ibelgaufts,
144 S., 10 s/w-Zeichnungen,
kartoniert
ISBN: 3-8068-**1261**-6
DM 14,90

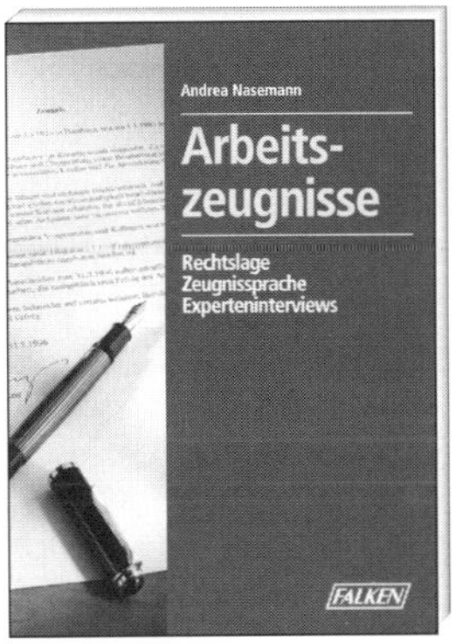

Von A. Nasemann,
136 S.,
kartoniert
ISBN: 3-8068-**1444**-9
DM 16,90

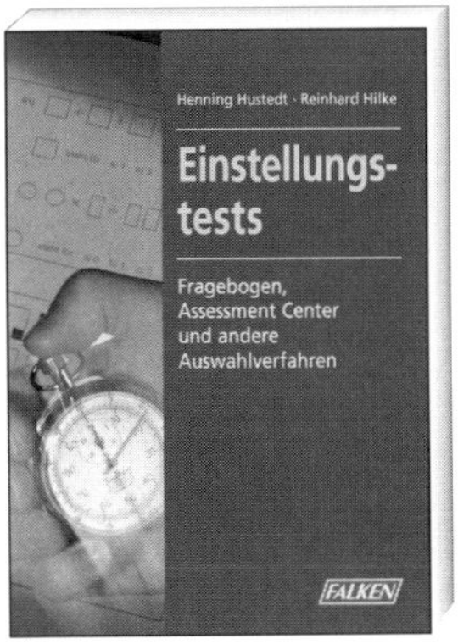

Von Dr. R. Hilke, H. Hustedt,
160 S., kartoniert
ISBN: 3-8068-**1263**-2
DM 16,90

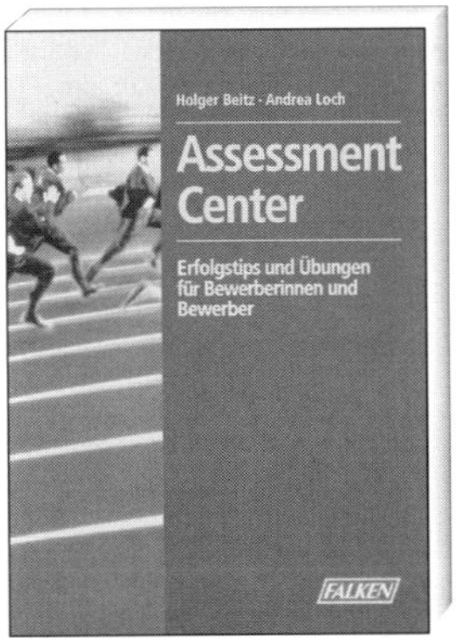

Von H. Beitz, A. Loch,
160 S., kartoniert
ISBN: 3-8068-**1385**-X
DM 24,90

FALKEN

Der Spezialist für nützliche Bücher

Stand der Preise 1.8.1998 · Änderungen vorbehalten

Erfolgreich bewerben

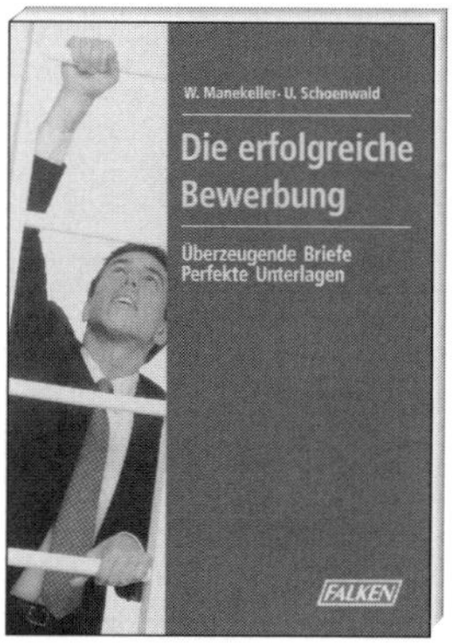

Von W. Manekeller,
U. Schoenwald,
144 S., kartoniert
ISBN: 3-8068-**0173**-8
DM 14,90

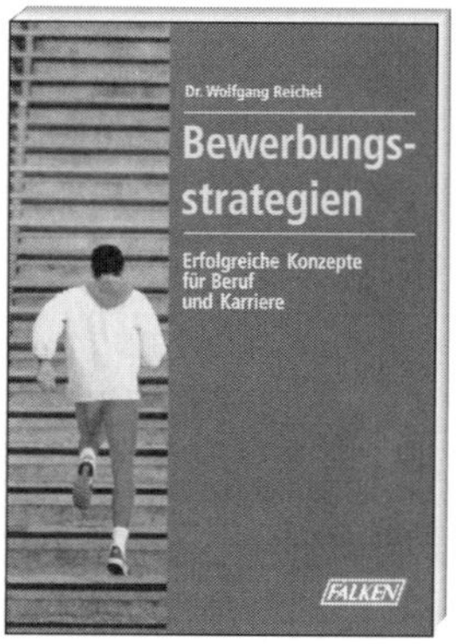

Von Dr. W. Reichel,
128 S.,
kartoniert
ISBN: 3-8068-**1027**-3
DM 16,90

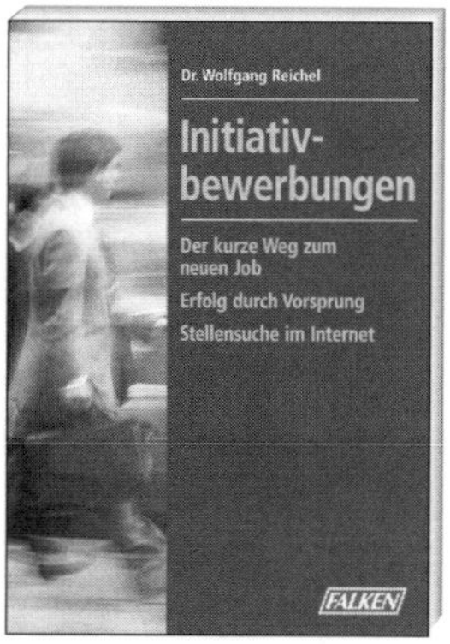

Von Dr. W. Reichel,
128 S., kartoniert
ISBN: 3-8068-**2107**-0
DM 16,90

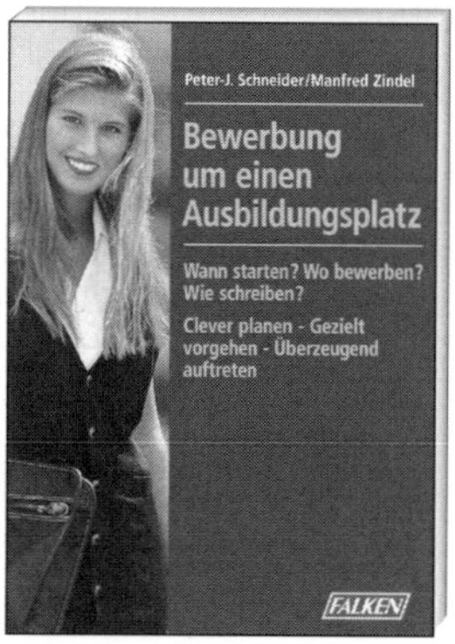

Von P.-J. Schneider, M. Zindel
112 S., kartoniert
ISBN: 3-8068-**1936**-X
DM 16,90

Der Spezialist für nützliche Bücher

Stand der Preise 1.8.1998 · Änderungen vorbehalten